纯洁体育与反兴奋剂教育

上海体育大学　组编

科学出版社
北京

内 容 简 介

本书以国家关于体育、教育、健康事业和反兴奋剂工作重要指示批示为主线，面向体育科技创新前沿、面向青少年学生和社会公众，在梳理、总结国际、国内反兴奋剂实践成果基础上，依托高等体育院校本科生、研究生教学实践，积极发掘纯洁体育的丰富育人价值，从德育、智育、体育视角出发，在介绍兴奋剂与反兴奋剂科学知识的同时，揭示纯洁体育在体育精神、科学知识、健康素养、法治素养等方面的深刻内涵。

本书适用于运动与健康领域从业人员使用和参考。

图书在版编目(CIP)数据

纯洁体育与反兴奋剂教育 / 上海体育大学组编. --北京：科学出版社，2025.5. -- ISBN 978-7-03-079535-9

Ⅰ. R872.5

中国国家版本馆 CIP 数据核字第 2024MR7188 号

责任编辑：张佳仪　马晓琳/责任校对：谭宏宇
责任印制：黄晓鸣/封面设计：殷　靓

科学出版社 出版
北京东黄城根北街 16 号
邮政编码：100717
http：//www.sciencep.com

南京文脉图文设计制作有限公司排版
上海景条印刷有限公司印刷
科学出版社发行　各地新华书店经销

*

2025 年 5 月第　一　版　开本：787×1092　1/16
2025 年 5 月第一次印刷　印张：10
字数：203 000

定价：68.00 元

（如有印装质量问题，我社负责调换）

《纯洁体育与反兴奋剂教育》编写组

成　员

（按姓氏笔画排序）

王思娅　王晓晨　张燕会　陈书睿
周　玉　郑智巍　赵静静　殷　姿
董　缘

前 言

《纯洁体育与反兴奋剂教育》由上海体育大学组织编写，是上海体育大学推进反兴奋剂学和新型公共卫生健康学科建设的阶段性成果。本书编写组由中国反兴奋剂领域的中青年学者组成。全书由徐畅统稿，各章编写人员如下：第一章，健康教育与纯洁体育，徐畅、王晓晨；第二章，体育精神与纯洁体育，董缘、郑智巍；第三章，纯洁体育与生命健康，张燕会、徐畅；第四章，兴奋剂及误服误用风险防控，徐畅；第五章，兴奋剂的检查与检测，徐畅；第六章，反兴奋剂工作体系，徐畅、郑智巍；第七章，反兴奋剂与体育法治，郑智巍、陈书睿；第八章，反兴奋剂教育与教育研究，赵静静、徐畅。殷姿、王思娅、周玉参与书稿校对，董伊琳、王裕斐为 2008 年北京夏季奥运会和 2022 年北京冬季奥运会的项目图标设计提供专业建议。国际法学和反兴奋剂法治研究专家、湘潭大学法学院宋彬龄副教授审读全部书稿并提出修改意见。

本书以国家关于体育、教育、健康事业和反兴奋剂工作重要指示批示为主线，面向体育科技创新前沿、面向青少年学生和社会公众，在梳理、总结国际、国内反兴奋剂实践成果基础上，依托高等体育院校本科生、研究生教学实践，积极发掘“纯洁体育”的丰富育人价值，从德育、智育、体育视角出发，在介绍兴奋剂与反兴奋剂科学知识的同时，揭示“纯洁体育”在体育精神、科学知识、健康素养、法治素养等方面的深刻内涵。本书可作为高等院校教材，也可作为体育爱好者、反兴奋剂工作者的专业参考书。

本书编纂之际恰逢第 24 届冬季奥运会圆满落幕，北京成为全世界第一个既举办过夏季奥运会又举办过冬季奥运会的“双奥之城”，着实令人感到兴奋和骄傲。我国广大运动员、教练员在奥运会上以实际行动践行了拿道德的金牌、风格的金牌、干净的金牌的要求，诠释了奥林匹克精神和中华体育精神，实现了运动成绩与精神文明双丰收。为纪念“双奥之城”这个特殊的荣耀，编写团队将“双奥”运动项目绘制成形象的图标共 61 个，附于本书附录部分。其中包括2008年北京奥运会的28个大项目、2008年北京残疾人奥运会的20个大项目、2022年北京冬季奥运会的7个大项目和2022年北京冬季残疾人奥运会的6个大项目。这些生动活泼的图标既是对"双奥"运动项目的科普，也是希望读者在阅读本书时，脑海中即刻会想起那些精彩的比赛画面，感受到运动的魅力，一同回味"双奥"荣光。通过所思所感，传承体育精神，积极参与追求健康的纯洁体育运动，做一名追求卓越的纯洁体育人。

本书编写和出版过程中，得到了国家体育总局、教育部、中国反兴奋剂中心等单位相关专家给予的指导和支持。本书还获得上海市教育委员会"Ⅳ类高峰学科"建设项目的大力支持以及科学出版社的高度重视和指导支持。在此，向社会各界一并致以衷心感谢！

纯洁体育与健康教育事业是持续深入的实践过程和理论创新过程。本书是阶段性研究成果，若存在不足之处，热诚欢迎广大读者特别是教育、体育、健康领域的专家学者和工作者，提出宝贵意见建议，以利于汇聚众智推动反兴奋剂教育工作创新发展。

编写组

目 录

第一章 健康教育与纯洁体育

第一节 健康教育与纯洁体育

一、 健康教育的内涵

健康教育(health education)是通过信息传播和行为干预,帮助个人和群体掌握卫生保健知识、树立健康观念、自觉采纳有利于健康行为和生活方式的教育活动与过程。其目的是消除或减少影响健康的危险因素,预防疾病,促进健康和提高生活质量。健康教育的核心是促使个人或群体改变不利于健康的行为与生活方式,而要实现改变行为的目标,首先要使个体或群体掌握卫生健康保健知识,提高认知水平,建立起追求健康的理念和以健康为中心的价值观,在获得信息、提升认知的前提下,再由个体决定改变行为与否。

早期的研究大多以心理行为学理论为依据,研究人们健康相关行为的形成与改变,比较侧重从个体层面探索健康相关行为形成和改变的原因,进而强调知识、理念、态度、能力等个体因素在行为改变过程中的作用。正如教育对于人们增加健康知识、树立健康观念、提升个体采纳健康行为的能力发挥着重要作用,并且教育更注重“受教育对象”的内化认同过程,因此,在此基础上提出的健康教育概念突出教育对改变行为的价值以及个体在改变行为方面的自愿性。随着对健康相关行为理论的丰富和发展,现代健康教育越来越重视科学管理思想和循证决策过程,即基于对特定个体、群体健康相关行为的分析,确定有针对性的健康教育内容与方法,并且有计划、有步骤地实施干预活动,然后评估干预活动实施效果。1980 年,美国健康教育学家劳伦斯·格林(Lawrence Green)提出 PRECEDE 模式,它拥有独特的理论体系并完整地描述了健康教育全过程，该模式的一个特点是从结果入手，运用演绎的方法进行推理思考，逐步追溯到最初的起因，先问“为什么”，再问“如何进行”；另一个特点是将影响相关健康行为的因素进行多重分析，从而确定健康教育干预的重点，并评价健康教育的效果。

随着健康教育理念的广泛传播，大量健康教育实践经验表明，行为习得与改变是长期而复杂的过程，单纯的教育手段可以作用于人们认知、技能的提高，进而促使人们行为方式发生改变。但很多时候环境条件的制约、政策的缺乏可能会阻碍人们采纳健康行为意愿的进程。早在 20 世纪 20 年代，公共卫生文献中就有“健康促进”(health promotion)一词，世界卫生组织(World Health Organization，WHO)明确了“健康促进”的定义，“健康促进是人们积极维护和提高自身健康的过程，是协调人类与环境之间的战略，规定了个人与社会对健康各自所负的责任”。劳伦斯·格林指出：“健康促进是指一切能促使行为和生活条件向有益于健康改变的教育与环境、支持的综合体。”其中，教育指健康教育；环境包括社会的、政治的、经济的和自然的等方面；而支持来自政策、立法、财政、组织、社会开发等各个系统。1991 年，劳伦斯·格林以 PRECEDE-PROCEED 模式取代了 PRECEDE 模式，更强调在干预中采取政策、法规、组织策略促使人们行为生活方式及环境的改变，最终促进健康、提高生活质量。1995 年，世界卫生组织西太区办事处发表《健康新视野》(*New Horizons in Health*)重要文献，指出“健康促进是指个人与其家庭、社区和国家一起采取鼓励健康的行为措施，增强人们改进和处理自身健康问题的能力”。由此可见，健康教育已经由关注影响健康行为的内部因素扩展为对外部环境的重视，从一个更广泛的视角追寻问题的根源，以期从根本上减少或消除由于经济、文化、社会阶层、社会性别等造成的健康不公平。健康教育与健康促进的核心是改变不利于健康行为的生活方式，并从政策、环境等方面为健康行为的实施以及健康提供支持，这正是对“预防为主”的最好诠释。

随着健康教育的发展，根据对象、目的和任务的不同，健康教育可分为学校健康教育、社区健康教育、医院健康教育、农村健康教育、公共场所健康教育等，其中学校健康教育是基础，也是我国健康教育工作的重要阵地。2008 年，中华人民共和国教育部发布的《中小学健康教育指导纲要》明确指出，健康教育是以促进健康为核心的教育，并将中小学健康教育分为五个领域：健康行为与生活方式、疾病预防、心理健康、生长发育与青春期保健、安全应急与避险。同时，根据儿童青少年成长发育的不同阶段，依照小学低年级、小学中年级、小学高年级、初中年级、高中年级五级水平，将五个领域的内容合理分配到五级水平之中。

2016 年，国务院印发实施的《“健康中国 2030”规划纲要》，进一步加大学校健康教育实施力度，将健康教育纳入国民教育体系，并将其作为所有教育阶段素质教育的重要内容。以中小学为重点，建立学校健康教育推进机制，构建相关学科教学与教育活动相结合、课堂教育与课外实践相结合、经常性宣传教育与集中式宣传教育相结合的健康教育模式。培养健康教育师资，将健康教育纳入体育教师职前教育和入职后培训。

2018 年，教育部等五部门发布《关于全面加强和改进新时代学校卫生与健康教育工作的意见》并指出，要坚持“健康第一”的教育理念，把全面提升学生健康素养纳入高质量教育体系，作为学校教育重要目标和评价标准；把健康教育与德育、智育、体育、美育、劳动教育相结合，开展形式多样的健康教育，利用好家庭和社会资源，多渠道开展健康教育。

当前，我国对学校健康教育工作的重视充分体现了国家对个体或群体生命健康的关注，政策与环境的支持再次说明了掌握卫生保健知识、提高认知水平，建立追求健康的理念与以健康为中心的价值观，必须要在获得信息、提升认知的前提下才能干预个体决定行为。根据人们生活方式的改变与健康需求的发展，适时地探索健康教育新内容是避免健康教育停留在卫生宣传水平、积极维护国民健康的重要手段。

综上，健康教育的主要功能是养成健康的行为和生活方式。学校健康教育是健康教育范畴中的重要组成部分，更是我国推动教育发展的重要内容。这里，须重视体育在健康教育特别是学校健康教育中的作用地位。第一，广泛意义上，学界已建立共识，体育在健康促进中具有重要作用，体育是教育的重要组成部分。第二，体育是学校健康教育的重要内容和载体。第三，青少年主要在学校中成长成才。学校育人过程中，体育不仅发挥健康教育作用，还有培养竞技体育后备人才队伍、促进青少年增强体质及全面发展等作用。因此，校园、青少年、体育、健康教育等，势必形成相互联系的密切关系。

二、 纯洁体育的内涵

纯洁体育(clean sport)是随着世界反兴奋剂运动兴起，国际体育界为抵制兴奋剂而创建并维护良性体育环境的重要共识，反兴奋剂是纯洁体育的主体内容。国际体育组织与政府协作通过制定反兴奋剂战略、更新检查策略、创新检测技术、完善结果管理、推动反兴奋剂教育等手段，预防并打击兴奋剂的使用，维护公平竞争的体育环境等，强化体育促进人类健康的主旨。

（一）起源

1968 年，国际奥林匹克委员会(International Olympic Committee，IOC，简称国际奥委会)在墨西哥城的第 19 届奥运会期间，首次对运动员全面实施兴奋剂检查，并处罚违规运动员，拉开了反兴奋剂斗争序幕，纯洁体育雏形出现。20 世纪 50～60 年代，以苯丙胺为代表的精神类兴奋剂在欧美地区泛滥，经过这一阶段的打击，兴奋剂滥用并没有得到明显遏制。与快速发展的制药技术相比，兴奋剂检测技术相对落后，且各体育组织对兴奋剂态度“暧昧”，法律千差万别，仅靠国际奥委会解决兴奋剂问题远远不够。1989 年，联合国教育、科学及文化组织(United Nations Educational，Scientific，and Cultural Organization，UNESCO，简称联合国教科文组织)召集各国体育部长召开了以兴奋剂为议题的各国体育部长和高级官员会议,规定了在反兴奋剂工作中各国政府的任务,同时也把教育作为反兴奋剂的一项重要措施。自此,反兴奋剂工作取得一定成果,人们对兴奋剂的认识也逐步趋于统一,纯洁体育目标形成。

(二) 发展

2004年,世界反兴奋剂机构(World Anti-Doping Agency, WADA)发布了《世界反兴奋剂条例》(*The World Anti-Doping Code*, WADC),创建地区反兴奋剂组织(regional anti-doping organization, RADO)计划,为最需要的国家制定新的反兴奋剂战略,加强对纯洁体育的保护。各国也纷纷响应,致力于捍卫纯洁体育。英国于2004年启动纯洁体育计划。2005年10月25日,联合国教科文组织第33届会议通过了《反对在体育运动中使用兴奋剂国际公约》(*International Convention against Doping in Sport*),这是全球第一部具有政府间国际法约束力的重要文件,它要求各国政府通过签约方式,成为该公约的缔约国,承认并履行《世界反兴奋剂条例》规定的反兴奋剂义务。这样,世界范围内的反兴奋剂工作体系基本形成,它以国际奥委会和奥林匹克运动为主导,以《世界反兴奋剂条例》为依据,由世界反兴奋剂机构具体组织协调,以兴奋剂检查为核心手段,综合运用政治、经济、法律、教育、管理等手段,依靠各国政府和各体育组织履行责任、协调行动,共同治理兴奋剂问题。其遵循的内在价值观是维护体育精神,即运动员将天赋发挥到极致而且有道德地追求人类的卓越;目标是创造纯洁体育环境。纯洁体育受国际体育组织与各国政府的法律保护。

(三) 延伸

2008年,美国奥林匹克委员会(United States Olympic Committee,美国奥委会)、美国国家橄榄球联盟(National Football Conference, NFC)、美国职业棒球大联盟(Major League Baseball, MLB)和美国反兴奋剂局(United States Anti-Doping Agency, USADA)创立了纯洁体育伙伴组织(Partnership for Clean Competition, PCC),该组织是一个非营利性组织,致力于维护纯洁体育。2010年,世界反兴奋剂机构主导的"关于反兴奋剂教育活动"开始在国际赛事中展开,并得到各国际单项体育联合会(International Federations, IFs)支持。2018年,欧洲学者成立了纯洁体育联盟(Clean Sport Alliance),该联盟建立在反兴奋剂研究人员、反兴奋剂组织代表和运动员的力量累积和互补合作的基础上。其目标是将当代思想家和实践者聚集在一起,以促进高质量的反兴奋剂研究和高质量循证的兴奋剂预防。纯洁体育联盟认识到兴奋剂问题的复杂性,推动反兴奋剂政策协调和实践合作,以更好地维护纯洁体育。此后,各体育协会纷纷加入纯洁体育,推动纯洁体育的理论研究与实践。

三、纯洁体育的健康教育指向

纯洁体育的历史过程清晰地展现出其核心内容就是反兴奋剂。纯洁体育包含健康教育的指向，反兴奋剂教育是纯洁体育和健康教育的重要结合。

一方面，从纯洁体育的历史理解。纯洁体育的历史就是反兴奋剂的历史。在反兴奋剂领域，世界体育达成的重要共识是，高度重视并充分发掘教育的力量，传播正确价值观、传播科学知识，干预预防违规动机和行为。国际反兴奋剂行动主体、各国和地区都充分认识到，反兴奋剂需要强有力的兴奋剂管制行动。要重视教育预防，充分运用教育手段帮助运动员、其他辅助人员和广大青少年认识纯洁体育、认同纯洁体育，自觉抵制兴奋剂，防范兴奋剂违规，从而实现健康从业和健康成长，并形成正确的“体育观”和人生价值观。由世界反兴奋剂机构颁布的 2021 年版《反兴奋剂教育国际标准》(*International Standard for Education*, ISE)，在开篇部分就明确提出反兴奋剂教育的基本原则——运动员第一次获得反兴奋剂体验应该是通过反兴奋剂教育而不是兴奋剂管制。这里明确了“教育”的定义是“学习灌输价值观和发展行为的过程，以培养和维持体育精神，并防止有意和无意的兴奋剂使用行为”。《反兴奋剂教育国际标准》中进一步明确，“教育目标”包含以下四个方面：基于价值观的教育、提高反兴奋剂意识、提供反兴奋剂相关信息和进行反兴奋剂教育。同时，要求反兴奋剂教育应该有效覆盖大学生和大学教师、媒体和商业组织。

另一方面，从反兴奋剂的宗旨理解。世界体育对纯洁体育、反兴奋剂达成的另一重要共识是，反兴奋剂旨在维护运动员和热爱、参与体育的广大青少年群体健康参与、公平参与体育的权利，保障运动促进健康的根本目的，传递并展现体育推动人类健康发展、全面发展的重要价值。健康是反兴奋剂追求要达成的主要目标。因此，可以进一步认识到，反兴奋剂教育是健康教育的重要组成部分，应当承载健康教育功能。同时，反兴奋剂又是纯洁体育的核心构成内容。纯洁体育健康教育和反兴奋剂教育之间具有更加广阔、深刻的联系。

第一，目标契合。兴奋剂伴随着药物滥用不断升级发展，它是以损害个体的身心健康为代价来提高运动成绩，会对身体造成不可逆转的危害甚至是死亡，而且兴奋剂对青少年身体的危害比成年人更严重，会直接危害青少年的身体发育。长期使用兴奋剂还会产生药物依赖，损害免疫力、导致细胞和器官功能异常、引起毒害症状，严重的可导致心力衰竭，甚至猝死。从维护身体健康、改变个体或群体不健康的行为或生活方式的目标来看，反兴奋剂教育从属于健康教育，应该被纳入学校健康教育之中。这不仅有利于提高学生健康素养，推动纯洁体育环境的构建，更有利于通过纯洁体育健康教育，丰富体育的教育功能，更深刻地推动建立校园“五育并举”格局。

第二，路径相通。反兴奋剂教育正是通过传播反兴奋剂知识，提高反兴奋剂认知，干预选择行为，培养自觉抵制兴奋剂的能力，与健康教育路径一致。从健康教育的角度出发，反兴奋剂教育的目的包含普及科学的健康知识、培养巩固健康意识和健康行为、帮助青少年树立规则意识和法治意识、增强体育德育效果、预防兴奋剂违规和损害青少年健康情况。

第三，内涵同源。反兴奋剂教育与健康教育都源自生命教育，建立在对个体生命的尊重之上。现代人的生命健康教育不仅仅强调“无病”，还包括心理、道德、环境等整体的健康观。反兴奋剂教育正是生命教育的具体表现，通过扼制兴奋剂的使用，保护人的身体健康，塑造诚信公正的价值观，从而维护公平竞争的体育环境，使每个人都能在纯洁体育中享受运动、享受竞技。

第二节 纯洁体育健康教育的意义

随着现代体育发展，对体育功能和价值的认识，不再局限于“身体教育”和社会休闲娱乐。体育逐步成为国家和地区经济社会发展水平的象征、国民形象和素质展现的舞台、对外交往的重要载体。在国际性比赛与世界锦标赛的赛场，优胜的个人和代表队可以在世界人民面前奏响国歌、升起国旗，为国争光，这份荣耀与自豪是其他领域无法比拟的。更重要的是，即使没有获得名次荣誉，在运动比赛中彰显的追求公平、追求卓越、追求健康、自强不息、尊重对手和比赛等闪光点，将被历史和世人铭记并传颂。而使用兴奋剂不仅损害体育价值和持续发展，更损害体育的健康宗旨和促进文明进步的宗旨。兴奋剂违规严重损害运动员和青少年身心健康，污染纯洁体育发展环境，背离运动促进健康的基本宗旨。在更严重的情况下，其将损害国家形象、影响运动员职业前途和社会声誉。

基于对体育价值和对兴奋剂违规严重后果的深刻认识，以反兴奋剂为主题的纯洁体育健康教育具有重要意义。

一、 建设体育强国的时代意义

2017 年 8 月，习近平总书记会见了全国群众体育先进单位、先进个人代表和全国体育系统先进集体、先进工作者代表以及在本届全运会*群众比赛项目中获奖的运动员代表，并发表重要讲话。习近平强调，体育承载着国家强盛、民族振兴的梦想。体育强则中国强，国运兴则

* 即第十三届全国运动员。

体育兴。同时,他高度重视体育反兴奋剂工作,做出多次指示批示。2020年9月,习近平总书记在教育文化卫生体育领域专家代表座谈会上强调:"要坚决推进反兴奋剂斗争,强化拿道德的金牌、风格的金牌、干净的金牌意识,坚决做到兴奋剂问题'零出现'、'零容忍'。"《体育强国建设纲要》《"十四五"体育发展规划》等重要文件,充分表明我国高度重视反兴奋剂工作,高度重视完善反兴奋剂长效治理体系,加强兴奋剂风险防范,强化反兴奋剂宣传教育,加快构建反兴奋剂预防体系,做好反兴奋剂人才培养工作。

二、 维护健康成长的现实意义

反兴奋剂斗争面临的现实问题不容小觑,需要更好地发掘纯洁体育健康教育的实际价值。一方面,我国竞技体育后备人才绝大多数是具有在校学籍身份的青少年学生运动员。他们是纯洁体育健康教育的重要对象群体,更是纯洁体育健康教育的未来践行主体。另一方面,从相关检查检测数据看,违法违规使用兴奋剂已经出现从竞技体育向大众体育领域蔓延、从奥运会全项目向非奥运会全项目蔓延的态势。2018年,中国反兴奋剂中心(China Anti-Doping Agency, CHINADA)官网公布的违规信息,其中两名女中学生田径运动员在高校体育特长生招生考试中被发现使用违禁药物。同年,中国反兴奋剂中心发布公告显示,业余跑者L在2017年青岛马拉松比赛(业余比赛)中兴奋剂检测呈阳性。更重要的是,有研究表明,社会公众和广大青少年(学生)对兴奋剂和兴奋剂违规的认识模糊、规则意识不强、价值观导向不明。因此,在大众体育方兴未艾的今天,以反兴奋剂为主体的纯洁体育健康教育势在必行。

三、 彰显育人价值的发展意义

开展纯洁体育健康教育,也是我国反兴奋剂教育实现高质量发展的重要途径。在高校教学中,据不完全统计,现阶段,我国仅有少数高校开设有"兴奋剂检测""反兴奋剂法""反兴奋剂教育"等课程。这些课程各自依托相关学科专业开设,反兴奋剂教育知识谱系、教学体系的整合度不高,尤其是兴奋剂检测科学知识、反兴奋剂法治知识、体育道德教育等未能充分整合。在竞技体育职业教育中,虽然目前反兴奋剂教育在大型比赛中已取得一定成效,但在教育对象的覆盖面、教育内容的科学性、教育形式的创新性、教育的持续有效性等方面,还具有很大的努力空间。

纯洁体育健康教育,应当面向以下人群,根据不同定位提供有针对性的健康教育。

1. 面向运动员以及教练、领队、队医等运动员辅助人员开展形势教育

我国目前针对运动员开展的反兴奋剂教育实行教育准入制度,要求运动员及其辅助人员

在比赛前必须接受且完成反兴奋剂教育准入积分后方可参赛。但容易出现受场地限制、赛期限制等情况，导致反兴奋剂教育全周期覆盖要求较难落实到位。因此，纯洁体育健康教育开发可以根据比赛与训练实际需求，实现远程教育，增加形式教育灵活性。

2. 面向体育学本科生开展通识教育

纯洁体育健康教育以健康运动为目标，把健康教育与德育、智育、体育、美育、劳动教育相结合，六育并举；着眼学校体育"体教融合"和教育评价改革带来的重要需求，在实现立德树人的同时将学生的生命健康置于首位，从而实现知识传递与价值观培养的教学需求。

3. 面向公共卫生与预防医学等专业研究生开展专业基础教育

纯洁体育健康教育的核心内容是兴奋剂知识体系，系统整合兴奋剂药理、检测原理、生理影响、法律和政策管理等方面知识，结合体育学、教育学、管理学、化学、药学、法学等跨学科知识，交叉融合国内外先进成果，为深入研究提供扎实的专业基础知识。

4. 面向青少年学生开展知识普及教育

纯洁体育健康教育可结合中小学健康教育需求，创新建设纯洁体育健康教育科普空间，将课堂教育与课外实践相结合，开展馆课融合教育，具备场景沉浸、讲解实践、教育拓展等多形式、多资源、多渠道的健康教育。针对青少年成长年龄和学段特点、环境特点等，推动纯洁体育健康教育进校园、进赛事、进考试，全面提升学生健康素养，建立完善以学生身体健康成长为基础的全面发展的教育体系。

第三节 纯洁体育健康教育的发展

一、纯洁体育健康教育的构成

从教育发展角度看，推动纯洁体育健康教育高质量发展的基础是充分认识反兴奋剂教育的内在构成。总体上，纯洁体育健康教育包含三大系统，即价值系统、知识系统和实践系统。

（一）价值系统

无论从健康教育功能出发，还是从纯洁体育历史出发，传播价值都是纯洁体育健康教育的重点内容。纯洁体育健康教育的主体构成是反兴奋剂教育，而反兴奋剂教育与国际和中国持续深入开展的反兴奋剂斗争息息相关，与纯洁体育的宗旨息息相关。因此，可从以下三方面理解纯洁体育健康教育内含的价值系统。

1. 科学精神

反兴奋剂是体育科技高度密集领域。开展反兴奋剂斗争，预防兴奋剂违规及风险，需要科学求实的态度。认识兴奋剂、了解兴奋剂违规的各类危害、形成防范打击兴奋剂违规的有效力量等，都需要严谨求实的科学态度和科学精神。面向不同社会群体，提高反兴奋剂教育质量成效，更要坚持通过切实提高纯洁体育健康教育的针对性和有效性，传播科学精神。

2. 法治精神

坚持法治、完善法治、厉行法治，是国际和中国反兴奋剂行动凝结而成的共识基础，更是世界体育和中国体育在反兴奋剂治理中始终遵循的基本原则。法治为包括反兴奋剂教育在内的反兴奋剂工作建立质量标准和行动规制依据，支撑反兴奋剂工作有序开展，充分尊重和保障运动员（运动参与人群）和其他相关群体权益，为实现公平、纯洁、健康等宗旨提供长效机制保障。以反兴奋剂教育为主体的纯洁体育健康教育，需要法治精神、规则意识，并以此发挥有效的震慑、干预和预防功能。

3. 以体育德

这是纯洁体育健康教育所内含的深刻价值要素。一方面，世界卫生组织对公共健康的定义中，包含身体健康与精神健康两大层面。正面积极的道德价值是精神健康的支柱性组成内容。另一方面，纯洁体育发展历程就是坚守、弘扬文明道德的历程。因此，纯洁体育健康教育本身就接续奥林匹克精神、中华体育精神。即使从个体层面看，以反兴奋剂为主体内容的纯洁体育健康教育，也蕴含积极引导从业者职业道德和人生价值观的导向。

（二）知识系统

知识系统是价值系统的载体，是传递纯洁体育健康教育价值观体系的关键构成。知识系统具体包含以下方面。

1. 兴奋剂认知

学习掌握兴奋剂种类、构成、作用机制等知识。

2. 兴奋剂防范

学习避免误服误用兴奋剂的相关知识。对体育从业者而言，还需要学习治疗用药豁免相关知识。

3. 反兴奋剂法治

反兴奋剂既涉及科技密集领域，又涉及法律规制密集领域。对社会大众而言，要学习从事体育运动的权利义务和反兴奋剂规则等。对体育从业者而言，还需要学习兴奋剂管制相关知识。

4. 反兴奋剂教育

反兴奋剂教育包含相关国际标准、技术指南、教育理论与方法研究知识。

（三）实践系统

纯洁体育健康教育植根于体育和社会，是动态实践概念。推动纯洁体育健康教育发展，不仅需要课堂讲授、学习理论知识，还需要走进体育从业人群和各类社会人群，为这些群体提供更高质量的场景教育、实地教育和在线教育等，着力于在教育互动中推动教育发展。实践系统具体包含以下方面。

1．学校教育

我国青少年是我国受教育人群的主体构成要素，各级各类学校是纯洁体育健康教育的重要场所。从教育发展视角出发，一方面，建构高质量的学校反兴奋剂教育体系，应当成为教育发展的主要着力点。另一方面，学校是推动纯洁体育、反兴奋剂教育人才培养的基础动力。首先，反兴奋剂教育本身迫切需要专业化人才队伍；其次，鉴于学科交叉特性，反兴奋剂教育需要前沿研究与专业知识的教育输出，学校特别是高等院校具备教育基础与资源。

2．赛事教育

因为各级各类赛事吸引了体育从业人员和广大青少年踊跃参与，所以赛事教育也是反兴奋剂教育实践展开的组成部分。除了高水平的职业赛事、专业赛事，学校体育赛事、社会赛事等也应当成为纯洁体育健康教育发挥作用的渠道。

3．科普教育

面向更广阔的社会人群，以反兴奋剂为主体内容的纯洁体育健康教育应当发挥积极作用。普及反兴奋剂中的科学知识，一方面可以丰富社会科普教育内容，另一方面可以潜移默化地传播纯洁体育健康教育的价值要素。

二、 体育高等院校的使命

由价值系统、知识系统、实践系统构成的纯洁体育健康教育（反兴奋剂教育）体系，需要行动主体作为落实和践行教育的载体。根据我国相关法规和政策制度，反兴奋剂教育的行动主体包含国家体育总局，国家反兴奋剂组织，国家级单项体育组织和运动项目管理机构，省级政府体育管理部门、宣传部门、教育部门等，省级反兴奋剂机构，体育类高校和体校等。从纯洁体育健康教育（反兴奋剂教育）的广度、深度看，体育类高校具备不容忽视的教育主体作用。

（一）建立反兴奋剂学科基础

反兴奋剂学是反兴奋剂教育发展的基础。反兴奋剂学是一门交叉学科，涉及教育学、体育学、心理学、药学、化学、预防医学和公共卫生、法学、公共管理、社会学等多学科知识，需要专业人才从事研究与付诸实践。同时，反兴奋剂工作也是科技智力创新高度密集领域，需要形成有效的育人机制，把兴奋剂检测和研究领域的智力成果转化为反兴奋剂专业人才培养资源。应整合现有反兴奋剂知识，交叉融合各学科先进成果，形成以反兴奋剂为核心的系统知识体系，促进反兴奋剂学的学科建设。

（二）培养反兴奋剂教育人才

通过纯洁体育健康教育的学习与实践，不仅进一步完善了“拿干净金牌”的反兴奋剂长效治理体系，又拓宽了青少年、社会人士的知识储备。加大反兴奋剂宣传，更重要的是通过系统的知识整合与实践培养出熟知兴奋剂作用原理、药理、检测与管理体系的专业人才，为反兴奋剂工作建立长效人才培养机制。同时吸取先进的国际职业教育经验，完善教育培养体系，对标国际组织需求，为有志于反兴奋剂事业的人群与体育从业者提供职业培训与认证机制等高水平职业教育。

（三）促进国际交流与合作，提升参与国际反兴奋剂治理、建构理论实践的话语能力

反兴奋剂工作是世界体育为净化体育环境而发起的全球范围内的反兴奋剂活动，依靠各国政府和各体育组织履行各自责任，聚焦共同的目标——创造“无兴奋剂”的体育环境。通过纯洁体育健康教育，加强国内外舆情资讯共享与前沿成果交流传播，促进反兴奋剂知识交流与合作，为世界反兴奋剂工作治理和体育事业可持续发展做出积极的贡献。

主要参考文献

岛内宪夫，张麓曾，1990. 世界卫生组织关于“健康促进”的渥太华宪章[J]. 中国健康教育，6(05)：35-37.

国家体育总局，2020. 反兴奋剂中心关于印发《反兴奋剂教育工作实施细则》的通知[EB/OL]. (2020-01-09)[2022-07-08]. https://www.sport.gov.cn/n315/n20001395/c20011012/content.html.

国家体育总局，2021. “十四五”体育发展规划[EB/OL]. (2021-10-25)[2022-07-08]. http://www.gov.cn/zhengce/zhengceku/2021-10/26/5644891/files/ab4fdbb2ec0c47d693f28554994649eb.pdf.

教育部，2008. 教育部关于印发《中小学健康教育指导纲要》的通知[EB/OL]. (2008-12-01)[2022-07-08]. http://www.gov.cn/gongbao/content/2009/content_1310690.htm.

教育部，国家发展改革委，财政部，等，2021. 教育部等五部门关于全面加强和改进新时代学校卫生与健康教育工作的意见[EB/OL]. (2021-08-02)[2022-07-08]. http://www.gov.cn/zhengce/zhengceku/2021-09/03/content_5635117.htm.

李立明,姜庆五,2015.中国公共卫生理论与实践[M].北京:人民卫生出版社.

央视网,2017.习近平:体育强国梦与中国梦息息相关[EB/OL].(2017-08-28)[2022-07-08]. http://news.cnr.cn/native/gd/20170828/t20170828_523921617.shtml.

中华人民共和国中央人民政府,2016.中共中央、国务院《"健康中国 2030"规划纲要》[EB/OL].(2016-10-25)[2022-07-08]. http://www.gov.cn/xinwen/2016-10/25/content_5124174.htm.

中华人民共和国中央人民政府,2020.习近平:在教育文化卫生体育领域专家代表座谈会上的讲话[EB/OL].(2020-09-22)[2022-07-08]. http://www.qstheory.cn/yaowen/2020-09/22/c_1126527759.htm.

Newcastle University, 2022. Clean Sport Commitment Statement[EB/OL].(2022-02-01)[2022-07-08]. https://www.ncl.ac.uk/sport/performance/clean-sport/.

World Anti-Doping Agency, 2019. International Standard for Education (ISE)[EB/OL].(2019-11-07)[2022-07-08]. https://www.wada-ama.org/sites/default/files/resources/files/international_standard_ise_2021.pdf.

World Anti-Doping Agency, 2021. Guidelines for the 2021 International Standard for Education (ISE)[EB/OL].(2021-01-01)[2022-07-08]. https://www.wada-ama.org/sites/default/files/resources/files/guidelinesforeducation_final.pdf.

第二章 体育精神与纯洁体育

一般认为，体育起源于人类的两种社会行为：游戏与身体训练。最初，体育只是用来提高人类生存能力和身体活动效率的知识和方法。经过漫长的社会生产实践，在现代社会，体育成为“改善自我身心和开发自身潜能的社会实践活动”，是人类文明进步与发展的重要标志。

人是体育发展过程中的能动主体。人类创造体育并不满足于强健身体、促进生产等需要，还把体育实践升华至意识思维层面，凝练而成体育精神，并使之成为具有感召力和凝聚力的共享价值观。这是人类文明的伟大之处，也是体育的伟大之处。因此，如果想更好地理解纯洁体育，就要深入理解体育精神，深入理解体育精神与纯洁体育的内在联系。

要理解体育精神，首先应认识“精神”。马克思主义认为，哲学意义上的精神是指“人的意识、思维活动和一般心理状态的总称”。我国哲学家张岱年指出：“何谓精神？精神本是对形体而言，文化的基本精神应该是对文化的具体表现而言。就字源来讲，‘精’是细微之义，‘神’是能动的作用之义。”由此可见，精神是一种具备弥散性和渗透性的思维意识力量，一定程度上，具有推动人行为实践的力量。

体育精神是人类体育实践凝结而成，并引领体育发展的思维意识力量和价值体系。我国社会学家费孝通曾指出，体育精神作为一种人类精神，包括公平竞争、运动家风度、团队精神。毛泽东同志在中国体育经典文献《体育之研究》中进一步提出，“欲文明其精神，先自野蛮其体魄；苟野蛮其体魄矣，则文明之精神随之”。毛泽东的经典论述，深刻揭示了体育中身体强健和文化文明传承弘扬的重要联系，强调体育精神、体育实践与人的全面发展之间的互动互构。

体育精神的价值，尤其是对国家、社会和广泛人群的价值，在中国现代化进程中日益受到重视。2018 年 9 月，习近平总书记在全国教育大会上强调指出，要树立健康第一的教育理念，开齐开足体育课，帮助学生在体育锻炼中享受乐趣、增强体质、健全人格、锤炼意志。2020 年

9月，他在教育文化卫生体育领域专家代表座谈会上指出，体育是提高人民健康水平的重要途径，是满足人民群众对美好生活向往、促进人的全面发展的重要手段，是促进经济社会发展的重要动力，是展示国家文化软实力的重要平台。

习近平总书记的重要论述包含对体育精神更加深刻的理解。体育促进人的全面发展，既有身体健康层面，又有精神健康层面。坚持“健康第一”，是体育面向未来、面向广大青少年的关键所在。“健全人格、锻炼意志”，更意味着重视体育精神的必要性和深远意义。

如前文所述，纯洁体育健康教育包含“以体育德”的价值系统内容，因此，体育精神和纯洁体育存在深刻的相通性和内在联系。体育精神是纯洁体育坚持和发展的基础和动力，纯洁体育是体育精神的重要组成和具体深化。本章将具体阐述体育精神的世界维度和中国维度，以及体育精神与纯洁体育的内在联系。

第一节 世界维度：奥林匹克精神

2 000多年前，奥运会作为一种促进健康与和平的运动在古希腊奥林匹亚诞生。1892年，勒巴龙·德·顾拜旦（Pierre De Coubertin）等探索古代奥林匹克精神源头，以“为世界搭建对话、交流的桥梁”为目的，复兴现代奥林匹克运动。在他看来，“和平、公平、教育”就是奥林匹克精神。

关于奥林匹克精神的最权威解释来自《奥林匹克宪章》（*Olympic Charter*），从事体育运动是人的权利，每一个人都应享有从事体育运动的可能性，而不受任何形式的歧视，并体现相互理解、友谊、团结和公平竞争的奥林匹克精神。

一、奥林匹克精神的内涵

（一）公平竞争

奥林匹克运动以竞技体育运动和体育比赛为主要活动内容，行为学家康拉德·柴卡里阿斯·洛伦兹（Konrad Zacharias Lorenz）认为，体育比赛是对人类最有益的一种竞争方式。对于体育运动来说，奥林匹克精神提倡体育无国界和体育去政治化，欢迎来自世界各地、各民族的运动员参赛，同时也保有他们自由选择、退出、申辩的权利，这种大众性和纯粹性，是体育运动自身的公平属性。对奥运会而言，国际奥委会通过建立比赛章程、制定比赛规则和评分标准、成立相关组织机构，确保比赛过程公开透明，保障每位运动员都站在同一起跑线上竞争。对运动员来说，他们可以在比赛规则下最大程度地展现自己，获得与其自身运动天赋相应的成就。由此可见，奥林匹克精神在实践中充分体现、落实了公平竞争的内涵。

（二）相互理解、友谊和团结

相互理解、友谊和团结表现为体育精神中的人本精神、团队精神和更具超越性的世界精神。奥林匹克运动是国际性运动，它不可避免地面临着全世界国家、民族、文化间的差异及由此引发的各种问题。来自各地的运动员、教练员、体育官员以及观众生有不同的肤色，穿着不同的服装，说着不同的语言，有着不同的生活方式和宗教信仰，用不同的行为方式表达自己的喜怒哀乐。这些种族的和文化的差异，又常常由于政治体制、经济制度和意识形态等方面的冲突而强化。奥林匹克精神强调相互理解、友谊和团结，就是要形成一种精神氛围。在这种氛围中，人们可以摆脱偏见，在不同文化的展示中，看到的不是矛盾与冲突，而是人类社会百花齐放、千姿百态的文化图景，从而使文化差异成为促进人们互相交流的动因，而不是各自封闭的藩篱；使矛盾成为互相学习的动力，而不是互相轻视的诱因。

2021 年 7 月 20 日，国际奥委会第 138 次全会批准修改了奥林匹克格言，这是继 1920 年国际奥委会确认“更快、更高、更强”为奥林匹克格言之后的首次修改，强调了体育运动的团结之力和齐心协力的重要性。格言在最后加入了一个破折号和一个词“Together”（意为“一起”或者“更团结”）。新的奥林匹克格言读作：“Faster，Higher，Stronger — Together”“更快、更高、更强——更团结”。新理念的提出旨在提醒全人类，团结我们的力量远比分裂我们的力量要强大，只有共为一体、协作互助，才能淋漓尽致地发挥体育运动的功能，促使奥林匹克精神价值最大化，共同推进人类社会发展。

二、 奥林匹克价值观

奥运会的影响力远远超出体育的范畴，在当代世界的政治、经济、哲学、文化、艺术和新闻媒介等诸多方面产生了一系列不容忽视的影响。国际奥委会对当代奥林匹克价值观进行了提炼和升华。

国际奥委会在官方文本中阐述了奥林匹克价值观的内容构成。

1. 卓越（excellence）

在奥林匹克理想中，运动员在“更快、更高、更强——更团结”格言的激励下，追求竞争只是实现卓越的一种形式，卓越价值的最终达成要靠个人或群体对自身努力的把握和对自身品格、修养的完善。奥林匹克运动通过多种措施来实现卓越价值，如推动奥运会更纯洁、更人性、更团结，实施体育、教育与文化项目等。

2. 友谊(friendship)

参与奥运会的人们强调彼此的相互联系和相互理解，这种价值在更广阔的视野力图通过团结、团队精神、乐观主义来建设一个更加和平美好的世界。奥运会激励人类克服政治、经济、性别、种族和宗教的分歧，实现友谊的连接。

3. 尊重(respect)

在奥林匹克理想中，这种价值代表着所有奥运会参与者的基本伦理准则，它要求参与者要懂得尊重自己、尊重他人、尊重规则、尊重环境等，特别要求要在公平的环境中展开身体、智慧的竞争。

奥林匹克价值观强调奥运会参与者付出的努力而非取舍结果，鼓励运动员做最好的自己，成就个人的梦想，并指明了奥林匹克运动的发展方向，即体育要超越技能训练和健康锻炼的狭隘的功利化倾向，激发人们成为相互尊重和理解的世界公民、成为和谐发展的人，并且塑造尊重个体尊严的社会，实现和平美好世界的奥林匹克理想。

三、 奥林匹克精神传承传播

1. 历久弥新的奥林匹克文化符号

奥林匹克元素运用具象的视觉设计承载抽象的隐喻，通过构建“奥运元素符号”表达奥林匹克精神和纯洁体育理念，是奥林匹克精神内涵的重要组成部分。这些元素与奥林匹克精神具有内在逻辑上的强关联，同时在表达对象的特性上高度相似，因此我们看到其中一个就能迅速识别，并自然而然联想到其他元素，它们构成了以奥林匹克精神为核心的良性循环，秉持着人类文明交流互鉴、谱写命运共同体的美好愿景。

奥运圣火和点火仪式作为最古老的奥运元素，承载了勇敢、光明、和平与正义等伦理内容。奥运圣火点燃仪式的神圣化为公平竞赛奠定了正义的基础，这把“精神之火”一直燃烧至今，预示奥运精神在人类发展中永恒绵长，生生不息。现代奥运会复兴后，随着奥运精神和价值的扩容，包括奥运奖牌、吉祥物和口号在内的奥运元素更多地代表了五大洲不同国家、不同民族各具特色的历史文化，向世界展示出人类多元文明和多彩文化的大美画卷。

奥林匹克另一项重要文化符号是“奥林匹克日”(Olympic Day)。《奥林匹克宪章》指出，奥林匹克运动的宗旨之一是吸引尽可能多的民众参加体育运动。1948 年 1 月，国际奥委会在圣莫里茨举行的第 42 次全会上决定，此后在每年 6 月 23 日举行世界性庆祝活动，以纪念国际奥委会的诞生，宣传奥林匹克理想，推动大众体育的开展，这就是奥林匹克日。

2. 实践行动的组织载体

奥林匹克相关组织是传承、发扬奥林匹克精神文化的主体。奥林匹克相关组织包括国际奥委会、国家奥委会、国际奥委会道德委员会、世界反兴奋剂机构和国际奥林匹克学院

(International Olympic Academy，IOA)等。

国际奥委会是一个国际性的、非政府的、非营利的组织。它于 1981 年 9 月 17 日得到瑞士联邦议会的承认，确认其为无限期存在的具有法人资格的国际机构。自 1894 年 6 月 23 日国际奥委会成立以来，先后有 9 人担任主席(表 2-1)。现任国际奥委会主席为德国前击剑运动员托马斯·巴赫。

表 2-1　历任国际奥委会主席

任数	姓名	国籍	任期
一	德米特留斯·维凯拉斯(Demetrius Vikelas)	希腊	1894～1896 年
二	勒巴龙·德·顾拜旦(Pierre de Coubertin)	法国	1896～1925 年
三	亨利·德·巴耶-拉图尔(Henri de Baillet-Latour)	比利时	1925～1942 年
四	西格弗里德·埃德斯特伦(Sigfried Edstrom)	瑞典	1942～1952 年
五	艾弗里·布伦戴奇(Arery Brundage)	美国	1952～1972 年
六	迈克尔·莫里斯·基拉宁(Michael Morris Killanin)	爱尔兰	1972～1980 年
七	胡安·安东尼奥·萨马兰奇(Juan Antonio Samaranch)	西班牙	1980～2001 年
八	雅克·罗格(Jacques Rogge)	比利时	2001～2013 年
九	托马斯·巴赫(Thomas Bach)	德国	2013～2021 年
十	托马斯·巴赫(Thomas Bach)	德国	2021 年至今

国际奥委会道德委员会于 1999 年成立，该委员会由八人组成，其中五人为外部人士，因而具有一定的独立监督能力。该组织是国际奥委会针对内部的纪律监督、检查和违纪处理机构，负有纯洁组织、廉政建设的重大使命。自 1999 年成立以来，道德委员会对违规违纪的国际奥委会成员进行了一系列处置，开拓了奥林匹克组织领导层自我净化的新领域。

国际奥林匹克学院于 1961 年 6 月 14 日在希腊奥林匹亚成立，创立学院的主旨是传播奥林匹克精神。其后世界上许多国家奥委会也纷纷建立自己的国家奥林匹克学院，组成了一个弘扬奥林匹克精神、研究奥林匹克问题的网络体系。

同时，国际奥委会在全球布局设立学术中心，作为传承传播奥林匹克精神、开展奥林匹克文化研究创新的网络体系。根据国际奥委会官网发布信息，截至 2024 年 3 月，我国共有 9 所奥林匹克学术中心(学院)，分别为北京体育大学(中国奥林匹克高等研究院)、首都体育学院(北京国际奥林匹克学院)、香港专业进修学校、中国人民大学人文奥运研究中心、清华大学奥林匹克艺术研究中心、上海体育大学奥林匹克学院、南通大学奥林匹克研究中心、中央美术学院奥运艺术研究中心、哈尔滨工业大学奥林匹克研究中心。这些奥林匹克学院为中国与国际奥林匹克研究和交流合作的重要纽带。

第二节 中国维度：中华体育精神

中华体育精神蕴含着中国体育的价值导向和文化追求，不仅是中国体育的灵魂，也是中华民族的宝贵精神财富。以"为国争光、无私奉献、科学求实、遵纪守法、团结协作、顽强拼搏"为主要内容的中华体育精神，凝结着我国体育界几十年来的经验积累，表现了体育人对体育事业的忠诚、执着和朴实，展示了体育人不放弃理想和信念的坚守与奋斗。

一、 中华体育精神的内涵

中华体育精神孕育于解放区的红色体育实践，在新中国成立之初就已萌芽，改革开放后，随着我国竞技体育的快速发展而得到不断彰显。1996 年第 26 届亚特兰大夏季奥运会，中国以奖牌榜总数 50 枚位于所有参赛国家和地区的第四位，首次跻身世界体育第一集团，取得了中国在奥运会上的历史性突破。我国体育健儿在奥运赛场上的出色表现，多次在国内引起强烈的社会反响。1997 年，国家体委(现国家体育总局)首次提出"中华体育精神"。2013 年，习近平总书记会见全国体育先进单位和先进个人代表时指出，广大体育工作者在长期实践中总结出的以"为国争光、无私奉献、科学求实、遵纪守法、团结协作、顽强拼搏"为主要内容的中华体育精神来之不易，弥足珍贵，要继承创新、发扬光大。

为国争光就是要为国家和人民争取来自世界体坛的荣誉，体育人要把为国争光作为自己的终身追求。习近平总书记在北京大学师生座谈会上的讲话中指出："爱国，是人世间最深层、最持久的情感，是一个人立德之源、立功之本。"

无私奉献指的是淡泊名利、甘于奉献，展现了一种大爱的胸怀、忘我的精神。作为一种优秀品质，无私奉献表现为体育人在平凡的工作岗位上忘我工作、不计回报，因热爱而坚守，为了国家荣誉甘愿牺牲个人利益。这是一种高尚的、伟大的无我境界。

科学求实是指在实事求是的基础上讲求科学，尊重规律，推动"科技兴体"。从实际出发，从国情出发，普及健康知识，传播健康生活方式，尊重运动训练、人才成长和体育竞赛规律，尊重体育市场规律，学习国外先进经验，用科技的力量助推中国体育发展。

遵纪守法指的是遵守体育的伦理道德和相关制度规范，通过公平竞赛和兑现承诺，维护体育的诚信。习近平总书记指出："我们要言必信、行必果，扎实工作，步步为营，要拿竞技奖牌，也要拿精神奖牌、廉洁奖牌，兑现向世界作出的庄严承诺。”

团结协作是中国人民和中华民族战胜前进道路上一切风险挑战、不断从胜利走向新的胜利的重要保证。1981 年，中国男排在关键比赛时的团结协作和反败为胜，让北京大学学子们激动不已，喊出了“团结起来，振兴中华”的时代最强音。2018 年“五四”青年节前夕，习近平总书记与北京大学师生座谈时感慨说道：“我记得，1981 年北大学子在燕园一起喊出‘团结起来，振兴中华’的响亮口号，今天我们仍然要叫响这个口号，万众一心为实现中国梦而奋斗。”体育可以培养人们特别是青少年勇于竞争、善于合作、不怕挫折、追求胜利的优秀品质。

顽强拼搏是中国体育的优秀传统，不屈不挠、砥砺奋进是中国体育人的行为方式和重要标识。习近平总书记指出：“我们的国家，我们的民族，从积贫积弱一步一步走到今天的发展繁荣，靠的就是一代又一代人的顽强拼搏，靠的就是中华民族自强不息的奋斗精神。”体育健儿在奥运赛场展现的拼搏精神值得全社会学习，使之化为全党全国各族人民团结奋斗的强大精神力量。

二、中华体育精神的传承

从新民主主义革命时期毛泽东“锻炼体魄，好打日本”的题词，到新中国成立初期“发展体育运动，增强人民体质”的提出，中国共产党人为新中国体育的发展奠定了基调。新中国成立后，民族传统体育文化传承、承担重大体育事件的历史回响、重要体育人物的登台亮相，逐渐形成了具有开创性和代表性的中华体育精神。

1959 年 4 月 5 日，在德国举行的第 25 届世界乒乓球锦标赛上，容国团获得新中国第一个世界冠军，发出了“人生能有几回搏！此时不搏，更待何时”的呐喊！1961 年 4 月 4 日至 14 日，第 26 届世界乒乓球锦标赛在北京举行，这是新中国成立以来举办的第一次世界大赛，当时我国正处于自然灾害困难阶段，可全队上下士气旺盛，这次比赛，中国男队获得团体冠军，女队获得团体亚军，庄则栋和邱钟惠分别获得男女乒乓球单打世界冠军，巨大的胜利使乒乓球受到国民热捧，为“乒乓精神”的形成奠定了良好的基础。

1960 年，在失去苏联物质帮助和技术支持的情况下，中国登山队开始攀登珠穆朗玛峰。5 月 25 日，队员王富洲、贡布和屈银华不顾恶劣条件，成功登上世界第一高峰，实现了人类历史上第一次从北坡登上珠穆朗玛峰的创举，给艰难时期的中国人民带来了巨大的精神鼓舞，向世界展现了中华民族“泰山压顶不弯腰”的英雄气概和无畏精神。

1981 年 11 月 6 日至 16 日，在日本举办的第三届女排世界杯比赛中，中国女排以七战七捷的成绩首次获得世界冠军，取得了历史性突破，为祖国赢得了荣誉。顽强拼搏的“女排精神”成为体育界的一面旗帜，全国由“体育热”引发了“爱国热”，各行各业都学习女排精神。除了胜利的鼓舞，还有坚守诚信的优秀运动员，如容志行，他是 20 世纪 80 年代中国足球队的主力前锋，他尊重对手、尊重裁判、严守赛场纪律，赢得了对手、队友和广大观众的尊重，他顽强拼搏的精神和良好的道德作风被誉为“志行风格”，成为当时最能体现民族风格的口号。

不管是乒乓精神、登山精神还是女排精神、“志行风格”，中国体育从实践中总结并提炼了一些宝贵的经验，最终形成了中华体育精神的精神谱系，展现体育文化的哲思之美。

三、 中华体育精神的时代价值

中华体育精神是实现中华民族伟大复兴的内在动力之一。2019 年 2 月，习近平总书记在北京看望慰问基层干部群众时指出：“发展体育事业不仅是实现中国梦的重要内容，还能为中华民族伟大复兴提供凝心聚气的强大精神力量”。《“十四五”体育发展规划》明确提出，丰富中华体育精神时代内涵。深入挖掘中国体育文化内涵，推动新时代中华体育精神与社会主义核心价值观深度融合，充分发挥体育在铸牢中华民族共同体意识中的促进作用。

1．中华体育精神与社会主义核心价值观目标一致、路径相通、意义独特

党的十八大提出要倡导富强、民主、文明、和谐，倡导自由、平等、公正、法治，倡导爱国、敬业、诚信、友善，积极培育和践行社会主义核心价值观。富强、民主、文明、和谐是国家层面的价值要求，自由、平等、公正、法治是社会层面的价值要求，爱国、敬业、诚信、友善是公民层面的价值要求。

首先，两者目标一致。在国家层面上，两者都聚焦了爱国主义精神。在社会层面上，两者都着眼于和谐社会发展，强调遵纪守法，维护公正平等的价值准则；在个人层面上，两者以实现个人价值与社会价值统一为目标，把爱国主义作为精神力量源泉，展现敬业务实、顽强拼搏的人生态度。其次，两者路径相通。中华体育精神是社会主义核心价值观的有机组成部分，也是社会主义核心价值观在体育实践中的重要表现形式。最后，中华体育精神对践行社会主义核心价值观意义特殊。中华体育精神引导人们参加体育实践，练就优良品质和健康的身体素质，不断激发社会正能量；中华体育精神的社会发展功能能够促进社会主义核心价值观融入与转化，体育运动范围宽广、受众庞大，能够嵌入人们的日常生活锻炼中，促进价值观转化，营造健康良好的气氛；同时，中华体育精神的文化传承功能能够促进社会主义核心价值观的凝聚与强化，传递健康的生活情趣、高尚的思想境界和积极的人生态度，不断提高国民的人文素质与健康认知水平。

2．中华体育精神向世界展现了中华民族的活力与能力

中华体育精神向世界传递着中华民族的生命力与生机，并广泛体现在全民健身、竞技体育与学校体育，以年轻人为代表的竞技体育更是向世界展现了中国的未来力量。随着 2008 年第 29 届北京夏季奥运会，2022 年第 24 届北京冬奥会（简称北京冬奥会）以及大量国际体育赛事在中国的举办，中国体育与国际接轨，并以优异的成绩向世界展示了中国力量。

3. 中华体育精神有助于建设中华民族共有的精神家园

体育的独特之处在于，它可以超越政党、民族、宗教、信仰、意识形态、价值观的分歧，最大限度地将不同信仰、不同民族、不同地区的海内外同胞团结起来，营造“各族人民亲如一家”的和睦氛围。体育以体育活动为载体，以体育精神为灵魂，通过比赛、竞技等形式，加速融合往来，推动各民族文化传承保护和创新交融，突出血脉相连的中华文化符号与中华民族形象，增强中华文化认同。

第三节　体育精神的基石和载体：纯洁体育

世界维度的奥林匹克精神和中国维度的中华体育精神，两者相交相通。一方面，两者都是中国式现代化和体育强国建设的重要精神资源和文化资源；另一方面，两者共同构成人类体育文明的宝贵财富，是体育发展历史长河中凝结积淀并将持续传承弘扬的重要品格。2021年10月，在中央广播电视总台央视奥林匹克频道及其数字平台开播上线之际，习近平总书记在贺信中指出，要通过奥林匹克运动和文化传播，讲述中国体育故事、弘扬中华体育精神，加强国际体育交流合作，推动我国同世界各国文明互鉴、民心相通。

体育精神来自体育实践和人类智慧，传承弘扬体育精神需要支撑基础和现实载体。在体育实践过程中，以反兴奋剂为主体的“纯洁体育”为建构、丰富体育精神提供重要基石并成为不可忽视的载体。

一、责任意识和国家形象

体育是社会发展和人类进步的重要标志，是综合国力和社会文明程度的重要体现。体育是推动对外人文交流的重要力量，更是增强国家软实力的重要途径。体育的标志性作用，需要通过一个个步入运动场的运动员、教练员和其他辅助人员得以具体展现。在赛场上，各个国家和地区的民众，也是通过一个个具体的体育从业者，感知不同国家和地区的竞技水平和体育文明、体育道德、体育风格和体育精神。

习近平总书记在论述体育发展、体育强国建设时，多次强调，要坚决推进反兴奋剂斗争，强化拿道德的金牌、风格的金牌、干净的金牌意识，坚决做到兴奋剂问题“零出现”“零容忍”。这些论述深刻揭示纯洁体育在体育精神传承弘扬中的重要地位作用。在个体层面上，坚守纯洁体育主旨，拒绝、防范兴奋剂违规，是践行体育道德、体育风格的具体表现。对包括运动员在内的全体体育从业人员而言，这既是应该彰显的职业道德，更是必须履行的责任。在团队和国家层面上，践行纯洁体育，展现了对奥林匹克精神和中华体育精神的坚定认同，与力争竞技赛场上优异表现一样，致力推动纯洁体育，落实反兴奋剂各项要求，彰显体育道德、体育风格，守护国家荣光。

二、 公平意识和诚信品格

纯洁体育是推动反兴奋剂斗争，推动体育持续发展的基础性力量。纯洁体育与体育精神的核心内容一致相通。《奥林匹克宪章》在论述“奥林匹克主义原则”时指出，“每一个人都应享有从事体育运动的可能性，而不受任何形式的歧视，并体现相互理解、友谊、团结和公平竞争的奥林匹克精神”，其核心价值观在于“要在公平的环境中开展身体、智慧的竞争”。公平公正是奥林匹克竞争中基本的行为规范，承认一切符合公正原则的优胜，唾弃和否定一切不符合道德规范的行为，公正使奥林匹克精神具有极大的魅力。基于奥林匹克精神中公平公正的要义，体育组织、政府，在世界范围内达成纯洁体育共识，围绕反兴奋剂主题，在体育、法律、科技、教育等领域开展深入合作，不断巩固和增强纯洁体育对维护公平、诚信的重要作用。

三、 健康意识和体育权利

习近平总书记指出，体育是提高人民健康水平的重要途径，是满足人民群众对美好生活向往、促进人的全面发展的重要手段。他还指出，面向广大青少年的学校教育，要坚持“健康第一”理念。《奥林匹克宪章》指出，奥林匹克主义是增强体质、意志和精神并使之全面均衡发展的一种生活哲学。奥林匹克主义谋求体育运动与文化和教育相融合，创造一种以奋斗为乐，发挥良好榜样的教育作用并尊重基本公德原则为基础的生活方式。《世界反兴奋剂条例》明确提出，体育精神包含健康、道德、公平竞赛与诚实，体现了体育运动所呈现的价值观。《世界反兴奋剂条例》规定，运动员享有健康、公正参赛的权利。中华体育精神中的科学求实、团结协作、顽强拼搏等，强调科学训练，保护身体健康，在运动中增强精神健康的内涵。

反对兴奋剂，坚持纯洁体育，不仅意味着对兴奋剂违规的批判和严厉惩戒，更是对运动员、参与体育的广大青少年身体和心理健康的守护和关怀。体育的本质是促进人类健康和全面发展。对竞技成绩、名利荣誉的无度追求甚至不惜以健康和操守为代价，是异化体育的消极力量，更是对体育精神的侵蚀损害。因此，大力推动纯洁体育，丰富其育人内涵，积极倡导健康教育、生命教育，并与社会主义核心价值观教育紧密融合，既是弘扬体育精神中的健康导向，又是维护全体运动参与群体的体育权利。

四、规则意识和法治文明

体育是人类文明发展的宝贵财富。从初始的社会生产形态和休闲游戏形态，蜕变成长为人类文明的重要领域，建立科学规则是其中的重要推动力。基于《奥林匹克宪章》确立的奥林匹克主义原则、各类国际体育组织制定规则开展体育治理，是推动世界体育发展的基础。在中华体育精神引领下，我国高度重视“依法治体”，并明确提出“遵纪守法”是中华体育精神的重要组成部分。

无论国际还是国内，反兴奋剂都是体育法治的重点领域。因此，以反兴奋剂为主体的纯洁体育在加强教育、推动规则意识、树立巩固价值观等方面，具有重要作用。规则意识、法治文明，渗透融入纯洁体育反兴奋剂教育诸多环节。在这个意义上，大力开展纯洁体育、反兴奋剂教育，不仅是倡导规则意识、遵纪守法意识，更是推动体育法治和社会法治文明进步的重要内容。

五、发展意识和团结共享

奥林匹克精神、中华体育精神，交相辉映并共同成为人类体育文明的重要财富。开放交流、促进团结，共享体育发展的进步成果，是中国体育和世界体育大力践行的价值追求。团结共享是纯洁体育价值系统的组成部分。纯洁体育内含的责任意识、公平意识、健康意识、规则意识等，承续奥林匹克精神，推动中华体育精神广泛传播，有力地促进中国与世界在体育发展旗帜下共同进步，在纯洁体育号召下，在反兴奋剂技术创新、知识价值教育等开展深入合作。

主要参考文献

崔伟，李德显，2022. 党的百年奋斗进程中我国体育精神的历史演进及时代价值[J]. 北京体育大学学报，45(04)：112-120.

崔秀然，2018. 体育精神融入大学生社会主义核心价值观教育的研究[J]. 西部素质教育，4(20)：20-21，38.

杜雅，李红霞，2021. 中华体育精神融入社会主义核心价值观的实现路径：以“体育思政”深化“体教融合”[J]. 北京体育大学学报，44(06)：149-158.

国家体育总局科教司，2018. 高等院校体育专业学生反兴奋剂读本[M]. 北京：人民体育出版社.

郝勤，2018. 体育史观的重构与研究范式的转变：兼论体育的源起与概念演进[J]. 成都体育学院学报,44(03):7-13.

李力研,1992.费孝通"侃"体育[J].体育博览,(02):18.

聂晓梅,曲永鹏,易锋,2021.中华体育精神弘扬社会主义核心价值观的功效研究:以乒乓精神、珠峰登山精神和女排精神为例[J].南京体育学院学报,20(06):35-39.

新华社,2020-09-23.习近平总书记在教育文化卫生体育领域专家代表座谈会上的讲话[N].人民日报,(01).

新华社,2021."更快、更高、更强"之后奥林匹克格言加入"更团结"[EB/OL].(2021-07-20)[2022-07-08].https://article.xuexi.cn/articles/index.html?art_id=2251547735632983675&item_id=2251547735632983675&reedit_timestamp=1626848859000&to_audit_timestamp=2021-07-21%2014%3A27%3A39&study_style_id=feeds_default&t=1627066800916&showmenu=false&ref_read_id=ebcd1aa1-6a0e-4e6a-ade0-bea88c0fd613_1660317509659&pid=&ptype=-1&source=share&share_to=wx_single.

杨其虎,2010.论奥运圣火的伦理符号价值[J].体育与科学,31(06):61-63,57.

张岱年,程宜山,2015.中国文化精神[M].北京:北京大学出版社.

中国奥委会官方网站,2022."奥林匹克日"是哪一天?[EB/OL].(2022-06-01)[2022-07-08].http://www.olympic.cn/olympic/know/2004/1125/25362.html.

中华人民共和国中央人民政府.2021.习近平总书记致中央广播电视总台央视奥林匹克频道及其数字平台开播上线的贺信[EB/OL].(2021-10-25)[2022-07-08].https://www.gov.cn/xinwen/2021-10/25/content_5644804.htm.

第三章 纯洁体育与生命健康

《奥林匹克宪章》规定，“每一个人都应享有从事体育运动的可能性，不受任何形式的歧视，要体现相互理解、友谊、团结和公平竞争的奥林匹克精神”。公平竞争是体育运动的“生命源泉”，体育运动为每一个热爱运动的人提供生命健康保障。

第一节 体育运动与生命健康

一、 生命健康的概述

生命(life)，特别是人的生命，由三个因素构成，即生理(自然属性)、心理(社会属性)和灵性(精神属性)。生命的自然属性是建立在人的血缘关系基础之上的生理范畴，它主要涉及健康问题、安全问题和伦理问题等；生命的社会属性是人伴随着一定的社会文化和心理基础而发展起来的符号识别和社会人文系统，它涵盖了人的成长、学习、交友、工作、爱情、婚姻等人文、人道的种种方面；生命的精神属性包含自性本我、低层本我、人文本我、形象本我和高层本我五个层次，涉及人性与人格。所有这些，组成了人的生命全部也即生命维度，其中的每一部分，都蕴含着生与死、得与失、存在与虚无。

健康(health)是指一个人在身体、精神和社会等方面都处于良好的状态。传统的健康观是“无病即健康”，现代人的健康观是整体健康。世界卫生组织提出，“健康不仅是躯体没有疾病，还要具备心理健康、社会适应良好和有道德”。因此，现代人的健康内容包括躯体健康、心理健康、心灵健康、社会健康、智力健康、道德健康、环境健康等。从生命意义的角度来说，生命成长过程不仅是一种物质存在的形式，更重要的是心理的精神气质存在。生命不仅在于生物体的“活着”，更在于必须活出意义和价值。生命健康（life and health）强调关注生命的整体，人的自然生命、社会生命、精神生命的全面健康发展。

《中华人民共和国民法典》第一千零二条：“自然人享有生命权。”第一千零三条：“自然人享有身体权。”第一千零四条：“自然人享有健康权。”生命健康权是自然人享有维持生命、维护生命安全利益、生理机能正常、维护健康利益的权利。生命健康权包括公民生命权、健康权和身体权，是人格权的一种，是公民得以生存和从事活动的基本权利。

二、 体育运动促进生命健康

（一） 全人群视角的体育运动促进生命健康

1. 促进生长发育

体育运动可促进人体的各器官实现快速生长发育。体育运动通过对骨骼的刺激，增加骨矿物质的吸收，促使人体长高；通过对骨骼肌的刺激，增加肌肉蛋白质的合成，改善肌肉细胞代谢，促使肌肉发达，增强人体的各个宽度和纬度，因而是一种有效的促进人体生长发育的手段。体育运动可以增加人体新陈代谢的速度，对于提高自身机能有着非常好的促进作用。同时，运动还可以增加血液循环速度，对于增强肌肉的功能以及降低体内的脂肪含量有着很好的效果，还能够向大脑组织提供充足的氧气和营养物质，从而促进大脑皮层以及中枢神经系统功能的发育。

2. 促进健康

体育运动是强身健体、促进健康、防治疾病的有效手段。近年来的研究结果表明，经常从事体育运动有益于全身各个系统的健康，有规律的适度运动还能够降低一些疾病的患病率。体育锻炼不但能够显著使血脂含量下降，使脉搏徐缓和血压降低，促进身体血液的循环，改善呼吸系统功能，增强心脏功能，还可以提升人体运动能力和运动机能水平，从而提升体能。经常参与体育运动，人的新陈代谢水平较高，可减少、推迟或避免各种代谢疾病的发生。

体育运动既是身体活动，又是心理活动和社会活动。体育运动不但有利于身体健康，而且体育的实践性、发展性、竞争性、广阔性、系统性和集体性等特点决定了体育运动对人的心理健康起着特殊的作用。有规律的体育运动有助于心理健康。体育运动能给人带来愉快和喜悦,并能降低紧张和不安,从而调节人的情绪,改善心理健康。体育运动总是在一定的社会环境中进行,它总是与人群发生着交往和联系,人们在运动中能够较好地克服孤僻,忘却烦恼和痛苦,协调人际关系,扩大社会交往,提高社会适应能力。体育运动在增进人们的相互交往、克服孤独感、培养心理适应能力等方面都具有重要作用。

生命在于运动。科学的体育运动不但能增强人体各器官系统的免疫功能,全面促进机体的新陈代谢和身体的正常发育,而且能磨炼意志,培养自信心,提高抗挫折能力,陶冶美的情操。体育运动锻炼不但能够锻炼体质,促进人的身心健康发展,也能够提高人社会适应的能力,促进社会交往和增进友谊,实现生理、心理、社会交往的三重健康。因此,体育运动与生命健康之间有着密不可分的联系。

3. 延缓衰老

老化是指一个人从出生、发育、成熟到衰老过程中,后一阶段身体出现的形态和生理机能改变。衰老是老化的结果,即人在老化过程中的后期表现。在对老年人健康状况评价时,常常引用"衰老"。通常所说的衰老是指 50 岁以上的人出现与年龄相符的老化征象,如各器官组织发生萎缩、面部出现皱纹、头发变白或脱落、牙齿松动或部分脱落、体力和脑力减退等。

现代科学研究与实践证明,在延缓衰老的诸因素中,体育运动是一个积极有效的重要手段。运动医学界权威、国际运动医学联合会(International Federation of Sports Medicine, FIMS)主席霍尔曼采用现代医学手段,对一大批 55～70 岁的男子进行长期跟踪试验。研究发现,坚持耐力锻炼的老人,无论他们内脏还是肌肉方面的功能指标,比不锻炼的同龄人平均指标高得多,相当于比他们年轻 20 岁的人水平。现代体育学家马约翰说,"运动是健康的源泉,也是长寿的秘诀"。国内外不少百岁老人的一个共同特点都是爱好体育运动和体力劳动,这些人的年龄虽已步入衰老之年,但身体各器官仍保持相对"年轻"。

(二) 运动员视角的体育运动促进健康

1. 促进运动系统发展

运动员需要长时间进行专项训练,锻炼其骨骼、肌肉、关节和韧带。长时间频繁地运动可提升肌肉张力,而且机体通过肌肉活动给予骨组织刺激,从而来增加骨矿物质密度,预防骨质疏松。同时,运动除了可增强骨密度外,还能提升骨的弹性和耐压性。在进行体育活动时,因为肌肉对骨骼的牵拉和重力作用,骨骼不单产生形态上的变化,骨骼的机械性还有可能得到提升,受机械力作用,关节面的骨密质增厚,使其能承担更大负荷重量,关节四周的肌肉力量得到提升,关节软骨和关节囊增厚,韧带增粗,巩固了关节的稳固性,增强了韧带的弹性。运动员的肌肉随着收缩运动的增多,血液供给增多,肌肉中的蛋白质等营养物质的吸取与储备增加,肌纤维增加、增粗,肌肉体积增大等,从而提高机体能量物质储备水平。长时间参加运动训练能够有效减少脂肪堆积,从而达到加强肌肉收缩效率的功效。运动训练不仅能够加强运动员运动系统的准确性和协调性，保持手脚的矫健灵活，还能保证运动员完成各类高难度的运动技能。

2. 提升机体代谢能力

人的各种生命活动、运动都会消耗能量，人身体内的能量消耗是通过无氧代谢与有氧代谢两个过程完成的。运动员长期进行运动训练，由于运动负荷量和运动强度不断刺激，人体代谢系统的平衡会被打破，短时间出现相对不平衡，并在恢复期达到平衡，这样不断循环，运动员的代谢能力显著提升。因此，与不运动的人相比，运动员的代谢能力更好。不同运动项目的运动特点、负荷、强度、训练方法等不尽相同，这就表明不同运动项目的运动员在训练的过程中，其各供能系统参与供给的比例是不同的，进而说明其能量代谢特征是不同的。例如，羽毛球运动具有速度快、技术全面等特点，要求运动员具有出色的体能、技术与对速度的控制能力，羽毛球运动的这一特点也就决定了羽毛球运动员能量代谢特点是有氧代谢与无氧代谢相结合。根据相关研究，羽毛球运动供能以有氧代谢为基础、无氧供能系统为主要供能系统，无氧供能系统中，糖酵解系统供能占主导地位，磷酸原系统（ATP-CP 系统）供能也占有一定的比例。

3. 增强竞技运动表现

经过长期系统性的运动训练，运动员不断超越自身极限，提升运动成绩和竞技能力。运动训练旨在最大限度地挖掘运动员的机能潜力，而人体机能的不断提高依赖于训练适应过程。只有提高对机体不断施加的运动负荷的刺激，使其产生训练适应过程，才能不断开发人体机能的潜力。竞技状态的形成，要求运动员在各器官系统的形态、机能、运动素质、运动技战术及心理状态等方面的训练适应，都达到相当流畅的程度，并和谐地结合成一个整体。随着现代科学技术的发展，不断出现许多新的训练方法，如有氧训练法、无氧训练法、缺氧训练法和高原训练法，以提升运动员的竞技运动表现。

（三）体育运动促进生命健康面临的挑战

兴奋剂是指能使机体器官、组织的生理、生化功能增强的药物。根据《世界反兴奋剂条例》，兴奋剂是指世界反兴奋剂机构年度《世界反兴奋剂条例国际标准禁用清单》（后文简称《禁用清单》）中包含的禁用物质和禁用方法。体育运动参与者违规使用兴奋剂问题是对生命健康的一大挑战。世界反兴奋剂机构不断启用先进的兴奋剂检测手段，各组织之间加强信息沟通与协作，甚至有些国家把兴奋剂违规列入刑法处罚范围，以打击体育运动中违禁物质和违禁方法的使用，但兴奋剂问题仍屡禁不止。兴奋剂问题，不仅损害运动员的身心健康，违背奥林匹克公平竞争的基本原则，还严重损害国家荣誉和国际形象。

1. 兴奋剂危害身体健康与生命安全

兴奋剂会对人的身体产生直接危害。例如，长期使用类固醇类的药物会改变人的性格，使人变得暴躁易怒，使用麻醉镇静剂可致呼吸困难和药物依赖，常用可成瘾。对男性的身体危害主要表现为痤疮、秃发、肝损伤、乳腺组织发育异常、睾丸变小、阳痿、减少精子生成。对女性的身体危害主要表现为形体特征男性化、痤疮、脱发、肝损伤、声音低沉、乳房发育停止、阴蒂增大、月经异常等。运动员滥用兴奋剂，会对身体造成不可逆转的危害，甚至造成死亡。例如，1960 年罗马奥运会，丹麦自行车选手延森在比赛中猝死，尸检证明，他服用了苯丙胺、酒精和另一种扩张血管的药物。7 年后，奥运会铜牌选手、英国自行车运动员辛普森，在环法比赛途中猝死，死时衣袋中还有未吃完的苯丙胺。

2. 兴奋剂危害心理健康

首先，使用兴奋剂是一种欺骗行为，运动员会在心里产生罪恶感，同时某些药物具有依赖性和侵略性，严重影响运动员的认知功能；其次，兴奋剂使运动员产生欣快感、无敌感、幻觉、能力夸大感、敌意、愤怒和恐慌等症状，损害运动员的心理健康水平。不同种类和不同剂量的禁用药物对心理健康的损害有所不同。

据美国的一项权威调查表明，约有 20%的类固醇服用者承认其患有情绪综合征。苯丙胺类兴奋剂滥用者不仅有急慢性中毒和精神症状，还可见认知功能损害。长期滥用苯丙胺类兴奋剂可导致其心理健康状况偏差。有研究显示，苯丙胺类兴奋剂滥用者焦虑、抑郁状况高于常人，应对事情的方式以消极为主。认知功能是指大脑接收外界信息，经过加工处理，转换成内在的心理活动，从而获取知识或应用知识的过程。长期滥用苯丙胺类兴奋剂可造成滥用者记忆力、学习、注意、决策、执行控制等认知功能损害。

此外，在比赛场上使用兴奋剂，是一种欺骗行为，被民族文化、风俗、舆论所厌恶、所不齿、所唾弃。欺骗一旦被揭露，必然给欺骗者带来巨大的信用危机和内心耻辱感，从而产生巨大的心理压力。

3. 兴奋剂危害精神健康

首先，使用兴奋剂严重危害运动员的精神健康，影响运动员树立正确的世界观、人生观、价值观。服用兴奋剂的欺诈行为侵蚀了他们对善与恶、美与丑、对与错的根本判断，滋生不劳而获、投机取巧、拔苗助长的错误思想，甚至会蔓延到运动员人生的其他方面，诱导他们走上错误的人生道路。其次，使用兴奋剂严重违背竞技体育道德，玷污公平竞争的奥林匹克精神。有些运动员会错误地认为，服用兴奋剂，可以缓解由激烈比赛引起的精神紧张，可产生愉悦感。他们并不知道，在他们获得短暂快感的同时，偏离了正确的价值观，将会付出巨大的代价。

第二节 违规使用兴奋剂的动机

尽管医学界对于兴奋剂的危害已经阐述得非常明白。但是,故意使用兴奋剂的事件仍屡禁不止,少数人仍然心存侥幸,铤而走险使用兴奋剂。兴奋剂问题越来越多地由竞技体育向社会体育、学校体育和职业体育蔓延,究其原因,包含个体生理和心理因素以及社会因素的叠加等影响。

一、 生理因素

(一) 减轻疼痛的需要

激烈的竞争和日益加大的训练负荷,使运动员不可避免地出现各种伤痛。运动员需要减轻疼痛,以便承受更大的训练负荷,或在比赛中少受伤痛的干扰,表现更加勇猛顽强,发挥更加出色。而一些药物,如吗啡等麻醉剂,恰恰可以满足这方面的需要。这类药物的作用机制是提高痛阈,增加耐受性,使使用者能承受更高强度或难度的大运动量训练。这类药物虽有镇痛及产生欣快情绪的作用,但久用会成瘾,并会对身体产生损伤。有些运动员为了提高运动成绩或实现某种目标,不惜滥用这类药物来降低自己的疼痛感受,或者从心理上应对伤痛造成的身体不适。

(二) 加速损伤和疲劳恢复的需要

一些药物能促使运动损伤加速恢复,或者促进运动后身体机能的迅速恢复。部分运动员为使自己在运动后身体机能恢复得更快,或者能在受伤后尽快重返赛场,或者由于害怕失去主力位置而服用这些药物。但过量服用这些药物会对人体产生不良反应,故这些药物属违禁药物。

(三) 控制体重的需要

一些以体重分级运动项目的运动员会在比赛前利用一定的方法来减轻体重,以维持或改变参赛级别。在控制体重过程中,如用蒸汽浴等合法的手段尚属自然,但服用利尿剂,通过大量排尿来降低体重的方法则属兴奋剂违规。

【反兴奋剂案例分析】

国家体育总局反兴奋剂中心官网公布了2020年兴奋剂检测违规信息名单，其中出现了两名女足球员的名字。两人分别是某省女足球员L和W。信息显示，门将L在2020年5月20日的赛外抽查中，使用了禁用物质氢氯噻嗪代谢物；W在2020年1月17日的赛外抽查中被检出使用了违禁药品呋塞米、托拉塞米。据了解，这些药物为典型的利尿剂，服用此类药物能加大尿液的排出量，可在赛前减轻体重或稀释尿液中的违禁药物。两人为私自服用违禁药品利尿剂付出了惨重代价，将会被长期禁赛。

二、心理因素

（一）成就动机

成就动机是激发运动员在竞技运动中不断自我挑战、保持和提升竞技状态、赢得比赛的内驱力。竞技运动在现代文明发展中最能体现人类追求成功的强烈欲望。对运动员而言，竞技运动体现了头脑与身体的素质与潜力，运动员构建的自我价值体系常常与现代社会舆论道德所构筑的价值体系和运动成就相关联。少部分取得成绩的运动员盲目选择使用兴奋剂，没有认识到滥用药物对人体产生的潜在危害，而只看到药物对人体产生的积极影响，为了保证自己的运动能力和竞技水平带来的社会地位，有着近乎迷恋自我的“超人情节”，迫使自己通过药物成为“超人”并长期保持“超人”水平，从而继续滥用药物。

（二）追求完美

追求完美是优秀运动员的心理特质之一。但是，为保证长期受到他人褒奖，运动员自身和训练团队尽可能把运动员设计得方方面面都尽善尽美，以至于连团体内部个体再也区别不出理想与现实的真实差别，毫不自省地沉醉于滥用药物带来的成绩之上，奋力训练与兴奋剂的超级组合，用以争取和维持内心塑造的“完美自我”。

（三）安慰剂效应

对兴奋剂青睐者而言，兴奋剂还有一个内部功能，即“安慰剂效应”——由于错误认识而产生的不正确的主观依赖效应。其具体表现在降低焦虑、提高兴奋性、偏移的自我调节及适应情境、错误的归因解释等。少数运动员使用药物在一定程度上是基于自身对于类似药物的有限认知，在没有外界刺激和鼓励的条件下，某些运动员会认为只有服用违禁药物才可以提高运动成绩，从而导致单纯的个体服用兴奋剂行为。

（四）惧怕失败

通常在不惜一切代价都要赢得比赛胜利的心理定势下，运动员和教练员出于对竞技对手竞技水平的焦虑，对运动个体自身身体损伤的害怕，对教练、父母和朋友们的期望能否实现的担忧，对观看比赛的广大观众是否满意的心理恐惧多方因素的影响，许多运动员尤其惧怕失败。害怕成绩不理想、害怕成绩提不高、害怕不能赢得比赛等因素，叠加渴望成功的强烈欲望，一些意志不坚定的运动员开始尝试使用或依赖药物来保持或激发其最佳竞技状态和竞技水平。

（五）提高自信心

除了恐惧失败，能够提高运动成绩的方法还有提高自信心。在口头鼓励看似再也没有效果的时候，一剂兴奋剂带来的不仅仅是运动成绩的提高，还能调整运动员的竞技状态。例如，苯丙胺类兴奋剂不仅能通过多巴胺转运体影响胞外多巴胺浓度，而且可以通过多种途径调节多巴胺能神经元的放电频率和放电模式，调节运动员的竞技状态。相关研究显示，服用兴奋剂与前扣带回皮质(anterior cingulate cortex，ACC)有关，前扣带回皮质主要参与调控人们的内感受功能和决策相关的反思系统功能，以及认知控制网络对兴奋剂的注意偏向的调控。此外，运动员倾向于注重眼前的获益而忽视长远的风险，视兴奋剂为一剂良药，而永远不会将其与致命毒药相提并论。

三、社会因素

（一）对竞技成功（成就）追求的认知异化

对竞技成功(成就)的追求，叠加运动商业化后带来的丰厚利益，导致一定条件下出现异化的追逐成功。竞技体育是人类的发明，从朴素的体育认知到体育文明进步发展，都深刻揭示体育对推动人类发展、彰显人性光辉和促进健康的重要作用。但一定条件下，在运动参与者或从业人员的认知中，人成为单纯追逐竞技成功和丰厚利益的工具，导致竞技为人全面发展服务扭曲为人为竞技成绩和连带利益服务。这就是认知异化。更严重的是，这样的认知异化会导致参与者抛弃体育精神、价值追求、规则规范，选择使用兴奋剂并走入歧途。

（二）不正确的评价影响

有时，不正确的社会评价过度强调“以成败论英雄”的观念，过分重视“成功”运动员，而对其他没有成功的运动员则漠然视之，缺少应有的关心与认可。以成败论英雄，忽视了真正的价值在于过程而非结果，造成对体育的价值评定失衡，影响运动员对体育价值的正确认识，促使他们不惜一切代价地去创造优异成绩。其中一些运动员就会选择通过使用兴奋剂这种非法手段来获得不正当的利益。

（三）“榜样”的示范效应

“榜样”对人的行为改变起着暗示或导向作用，观察者往往依据榜样的活动方式来调节或改变自己的活动方式。当运动员因服用某种药物（兴奋剂）而取得了某种好成绩时，一些运动员就会效仿。他们在侥幸心理支配下，服用兴奋剂。由于兴奋剂的使用，体育运动“公平竞争”的原则在一定程度上遭到了破坏，一些因别人服用兴奋剂而失去心理平衡的运动员也可能开始被动使用兴奋剂。

第三节　开展生命教育，维护生命健康和纯洁体育

现代奥林匹克之父顾拜旦曾强调，体育比赛“重要的不是凯旋而是奋斗，不是为了获胜，而是使人类变得更勇敢、更健壮、更谨慎和更落落大方”。这是顾拜旦于 1908 年 7 月 24 日在伦敦举行第 4 届夏季奥运会期间英国政府所举行的招待宴会上，引用在圣保罗组织的运动员颁发仪式上宾夕法尼亚主教的一段话“对奥林匹克运动会来说，参与比取胜更重要”后做出的精辟解释。竞技体育注重最大限度地挖掘和发挥人在体力、心理、智力等方面的能力，不断突破和创造优异成绩，其表现形式主要是在运动竞赛中分出胜负。在公平竞争的体育精神引领下，运动员一次次地突破自己身体极限，挑战自我，超越对手，实现自我价值。

在反兴奋剂斗争过程中，越来越多的人认识到教育的重要作用，教育是预防兴奋剂的有效手段。中国反兴奋剂中心负责人曾说：“长远来看教育是根本的解决之道，国内反兴奋剂教育的强制性已经显示出威力。”世界反兴奋剂机构原主席克雷格·里迪认为，在与体育运动中兴奋剂的漫长斗争中，教育才是最有效的手段。他的表态与中国长久以来的“教育为本、预防为主”的理念不谋而合。在反兴奋剂斗争的过程中，许多国家和地区开展反兴奋剂教育并取得了一定的成效，但仍需进一步提升。

一、生命教育的内涵

生命教育最早兴于 20 世纪 60 年代的美国，经历了从“死亡教育”到“生死教育”再到“生命教

育”的演变过程。从广义上说，生命教育是指生命相关的教育，有生存教育、生命观教育、人生观教育等。狭义的生命教育简单来讲是指化育人生命的教育。生命是教育之本，教育只有从生命出发方可彰显其无穷魅力。生命教育是个体从出生到死亡的整个过程中，通过有目的、有计划、有组织地进行生命意识熏陶、生存能力培养和生命价值升华，最终使其生命价值充分展现的活动过程。其核心是珍惜生命、注重生命质量、凸显生命价值。生命教育关照人的生命、关怀人的本质与内核，作为重要的教育方式在人的生存与发展中发挥着至关重要的作用。

生命教育的内容包括青春期教育、心理健康教育、安全教育、健康教育、环境教育、禁毒教育、预防艾滋病教育、红十字教育、法治教育等各类专题教育。开展生命教育，要从认知、实践和情感三个方面着手，涵盖生命意识教育、生命安全教育、生命责任教育、生命道德教育等，突出人的自我意识在生命教育中的积极作用。

二、 纯洁体育领域的生命教育

体育是干净纯洁、阳光向上的事业。兴奋剂问题事关体育事业的持续健康发展，事关体育的社会形象，关乎个体的生命健康。面对屡禁不止的兴奋剂问题，为营造纯洁体育的环境，需要将生命教育拓展到纯洁体育领域。体育与生命教育关系密切，在纯洁体育中，对体育参与者进行生命教育，其最终目的就是让体育参与者认识到生命本身所具有的价值，认识到生命存在所具有的意义，让体育从业者真正热爱体育、享受体育，热爱生命、珍惜生命、尊重生命，通过体育更好实现自己的生命价值和意义。

在“用生命影响生命”的生命教育理念下，将生命意识、生命安全、生命责任、生命道德、生命诚信、生命情感、生命价值等生命教育的内容拓展到纯洁体育（表 3-1）。

表 3-1 体育领域中生命教育的内容

一级指标	二级指标	三级指标
生命意识	生命的可贵	了解生命、尊重生命、热爱生命
	生存的价值和意义	自我价值、社会价值
生命安全	运动安全	安全意识以及生存技能、运动技能的迁移
	健康生活方式	饮食、睡眠、拒绝毒品和药品
	心理健康	情绪调控、压力管理、意志品质
生命责任	自我的责任	珍惜自己的生命
	他人的责任	关爱他人的生命
	社会的责任	关心社会、关爱自然
生命道德	生命道德观	保护生命、尊重生命、关爱生命，追求生命意义和提升生命价值
	体育道德	尊重对手，公平竞争，尊重裁判

（续表）

一级指标	二级指标	三级指标
生命诚信	道德诚信 体育诚信	真实性、可靠性、正直性、责任感 公平竞争、互相尊重、遵守规则
生命情感	体验生命	丰富训练外的实践体验
生命价值	生死教育 自我实现	树立正确的生死观，学会面对失去和死亡 加强自我成就感与奉献感

（一）生命意识教育

生命意识教育是纯洁体育领域开展生命教育的基础和首要前提，也是生命教育的第一个层次。了解生命的基本构成和发展历程，进而尊重生命、热爱生命，享受生命带给我们的各种体验，真正地从思想上认识生命之可贵。生命意识教育也是寻求生存的意义和价值，包括自我的幸福、自我的追求、实现运动员积极的人生价值及对社会、人类的贡献。

（二）生命安全教育

安全是生命的基础，没有安全，生命就没有保障。在纯洁体育领域开展生命安全教育，以运动安全为核心。健康是生命的良好状态，更是生命的重要保障。在纯洁体育中，开展以运动技能学习、预防药物滥用、运动营养、青春期保健教育、充足睡眠等为主的生命健康教育。此外，心理健康是生命意义与价值实现的内在要求和前提条件，心理健康状况直接影响到生命的存在和健康成长的状况。大多数研究发现，心理健康水平影响运动员竞技水平的发挥，开展心理健康教育能够有效防范兴奋剂的误服误用，延长职业生涯。

另外，还要开展挫折教育，有意识地引导人们正确看待困难和挫折，把困难和挫折当成生命的必要组成部分，进行挫折教育是锻炼提高运动员潜能的一种很好的方法，也是进行运动员生命教育的必要途径之一。

（三）生命责任教育

生命责任教育主要从对自己的责任、他人的责任和社会的责任三个方面着手。首先，培养自我负责的意识，珍爱自身生命；其次，培养对他人负责的责任意识，关爱他人的生命，乐于助人，救人于危难；再次，培养社会责任意识，关心社会，关爱自然，增强社会责任感、使命感。

（四）生命道德教育

生命道德教育作为道德教育中的范畴，是一种涵养生命、促进生命和谐的道德教育。进行生命道德教育，将道德、诚信等道德规范传递于个体生命，将道德规范和价值理念渗透于个体生命，从而使生命在获得意义的同时不断得到超越，进而实现个体生命的充实和升华。还可以将思想道德教育内容贯穿于优秀运动员文化教育和职业教育中，制订体育道德教育教学计划，编写体育道德教材，开设专门课程，积极倡导体育职业道德规范。加强人们对体育道德的掌握程度，并逐渐形成对体育道德的认知能力，从而进一步内化与提升，避免今后运动中体育道德失范事件的发生。

（五）生命诚信教育

诚信属于道德范畴，是指人们在日常行为和正式交往中所表现出的信用总称。诚信既是中华优秀传统文化的主要内容，也是中华民族传统美德的重要组成部分。诚信作为奥林匹克精神的基本要求，关系着我国体育事业的可持续发展和体育强国的建设进程。我国体育领域各行各业的健康发展亦需要体育诚信作为保障。加强道德诚信教育，教会人们进行批判性思考，帮助他们树立正确的道德价值观，最终形成与道德规范相适应的道德行为。

体育诚信所提倡的积极文明的体育生活方式能够满足人民大众对美好生活的需要，可以以大众媒体为传播媒介且以相关诚信文化的宣传教育作为手段，建成体育诚信拟态环境，这种拟态环境不仅具有凝聚、导向、协调、约束的功能，还能够促进各体育领域内部自律、扼制失信思想。开展生命诚信教育对于实现体育事业的可持续发展、营造良好的体育发展环境，实现体育领域良性发展以及促进和谐社会的建设具有重要现实意义。

（六）生命情感教育

教育与实践相结合，是加强生命教育建设的重要环节和有效形式。要不断拓宽创建活动的领域，举办多样化的体验性生命教育实践活动，在继续开展已有的“体育道德风尚奖”“文明赛区”“文明运动队”“文明运动员”“文明裁判员”等体育道德建设创建活动的同时，使人们在不同形态的丰富情感体验中不断扩建心理世界和能量，实现对个体的激发，并通过长久的扩建过程强化个体内部对自我的要求，塑造个体积极的人格特质。积极的体验式生命教育可以使人们不断经历各种真实情境，获得不同的体验，丰富对情境的认知与感悟，有机会不断修正对情境的评价，进而获得积极力量，构建积极心态，感悟到主观幸福。

（七）生命价值教育

生命价值是指一个人对生命的态度、价值观和信仰，它决定了一个人对生命的理解和看法，并影响其在生活中的行为和选择。生命价值的重要性在于它赋予了我们实现梦想、实现自我、关爱他人、贡献社会的机会，每个生命都是独一无二的，具有不可替代的价值。生命价值的核心在于认同生命的珍贵以及生活的意义，同时强调尊重生命、尊重他人、尊重社会、尊重环境、尊重和平，并努力提升自己，成为更好的自己。

【知识拓展】　体育道德与体育诚信

1. 体育道德

道德是社会意识形态之一，是社会意识中一种特殊的行为规范体系。社会学家涂尔干认为，人类区别于动物的根本在于人的“道德生活”本质，这种道德生活也就意味着常规性和权威性，也就是说社会中人的行为要符合规范。

体育道德是运动员、教练员和裁判员在体育活动中应当遵循的道德规范。体育道德规范的具体表现：热爱体育事业，勇攀世界高峰；刻苦训练，钻研技术；对于运动员来说，尊重对手，公平竞争，尊重裁判；对于教练来说，工作认真负责、做好日常训练、临场指挥和赛后总结；对于裁判来说，执法公正；等等。不做违反体育道德行为，如使用兴奋剂、虚假年龄、裁判不公等。

体育道德是中华体育精神的一部分，是体育事业发展的重要基石，更是体育行业作风的重要组成。体育道德不仅事关运动员、教练员和裁判员在体育活动中的个人素质与情操的培养，也关系到良好的赛风赛纪和文明礼仪。因此，要开展体育道德教育，弘扬体育道德风尚，加强体育行业作风建设，在展示我国体育行业良好形象和风度的基础上全面弘扬中华体育精神。

习近平总书记在《深入学习习近平关于体育的重要论述》中提到，要健全体育道德奖惩机制，对于体育道德行为表现良好的个人或单位应给予奖励，同时要对体育道德失范行为依法依规给予严惩，以达到教育警示的目的；最后，要建立体育道德监督机制，提高体育行业行为主体的体育道德意识、信念和良知，将良好体育道德风尚贯彻到体育行业各项工作中去。

2. 体育诚信

诚信是一个道德范畴，是道德的准则和力量，作为人得以存在的道德信用底线，是现代社会个体间交往的重要内容。同时，诚信作为体育精神的基本要求，关系着我国体育事业的可持续发展和体育强国的建设进程。倡导公平竞争、互相尊重、遵守规则。拿道德、风格、干净的奖牌。有助于社会诚信建设和塑造良好体育氛围。

体育诚信作为一种道德的准则和力量有助于社会诚信建设和塑造良好的社会体育氛围。体育诚信倡导的互相尊重、遵守规则已经成为现代社会个体间交往的重要内容，倡导体育诚信能够教育青少年要公平、友谊、团结、尊重等；倡导体育诚信能够让体育参与者意识到公平竞争、反兴奋剂和“拿干净奖牌”的重要性。

习近平总书记在中央全面依法治国委员会第三次会议上的讲话中提到，要坚持依法治国和以德治国相结合，把社会主义核心价值观融入法治建设，完善诚信建设长效机制，加大对公德失范、诚信缺失等行为惩处力度，努力形成良好的社会风尚和社会秩序。

主要参考文献

陈佩杰,王人卫,2013.健康体适能评定理论与方法[M].上海:上海教育出版社.

陈彦辉,2020.羽毛球专项运动中能量代谢特征的研究:以陕西省羽毛球队为例[D].西安:西安体育学院.

胡翠娟,2014.在初中体育课程实施中开展生命教育的研究[D].北京:北京体育大学.

刘玉,黄亚玲,2019.新时代运动员“生命教育与技能自觉”培养理念研究[J].体育文化导刊,(05):64-68.

齐淑慧,2018.生命教育视野下小学《体育与健康》课程中的生命安全教育内容与实施途径研究[D].苏州:苏州大学.

施卫星,2006.精神兴奋剂的强化作用和成瘾的神经生物学[J].中国药物依赖性杂志,15(03):168-172.

席巧真,刘丽华,2014.苯丙胺类兴奋剂滥用者心理健康状况及应对方式分析[J].中国药物依赖性杂志,23(05):389-391,396.

徐猛,2017.生命教育视域下的戒毒人员教育矫治模式探析[J].中国药物依赖性杂志,26(03):239-242,244.

严万森,李勇辉,隋南,2013.药物成瘾和行为成瘾人群认知神经特征比较研究[C].金华:第三届心理健康学术年会论文集,28-29.

杨春莉,朱考金,陈建兵,2001.兴奋剂问题的社会学分析[J].南京体育学院学报,15(06):26-28.

张力伟,毛志雄,2007.运动心理学[M].北京:高等教育出版社.

中国反兴奋剂教育平台,2022.反兴奋剂教育准入[EB/OL].[2022-08-12].https://cleanmedal.chinada.cn/jf/puresport/pagesController/resource_handbook.

中华人民共和国中央人民政府,2018.世界反兴奋剂机构主席:教育是反兴奋剂“终极武器”[EB/EO].(2018-10-24)[2022-12-21].https://www.gov.cn/xinwen/2018-10/24/content_5334204.htm.

中华人民共和国中央人民政府,2020.中华人民共和国民法典[EB/EO].(2020-06-01)[2022-08-12].https://www.gov.cn/xinwen/2020-06/01/content_5516649.htm.

钟娜,赵敏,2013.甲基苯丙胺对人类认知功能的影响[J].中国药物依赖杂志,92(05):324-328.

International Olympic Committee, 2023. The Olympic Charter [EB/OL].(2023-10-15)[2024-07-28]. https://olympics.com/ioc/olympic-charter.

Sartorius N，1988. Experience from the Mental Health Programme of the World Health Organization. Asia-Pacific Journal of Public Health，78(S344)：48-58.

World Anti-Doping Agency，2021. International Standard for Education[EB/OL].(2021-01-01)[2022-08-12]. https://www.wada-ama.org/en/resources/world-anti-doping-program/international-standard-education-ise.

World Anti-Doping Agency，2021. World Anti-Doping Code.（2021-01-01)[2022-08-12]. https://www.wada-ama.org/en/resources/world-anti-doping-code-and-international-standards/world-anti-doping-code#resource-download.

第四章 兴奋剂及误服误用风险防控

反兴奋剂工作关乎国家声誉、集体荣誉，关乎体育从业人员价值观，更关乎体育从业人员职业健康和社会公共健康。因此，我们要正确认识兴奋剂，科学把控误服误用风险，通过对兴奋剂与反兴奋剂知识的科学普及，让广大体育从业人员能够识别风险、防控风险、远离风险，实现奥林匹克运动理想的、公平竞争的纯洁体育环境。

2022 年 4 月，习近平总书记在北京冬奥会、冬残奥会总结表彰大会上的讲话中高度赞扬了我国运动员，他说："我国广大运动员、教练员以实际行动落实拿道德金牌、风格金牌、干净金牌的要求，诠释了奥林匹克精神和中华体育精神，实现了运动成绩和精神文明双丰收，为党和人民赢得了荣誉！"

第一节 认识兴奋剂

一、兴奋剂

"兴奋剂"(doping)一词最早出现于 1889 年，表示一种含有鸦片的混合药物，主要用于麻醉马匹。后来，兴奋剂的含义扩展到其他具有刺激性的饮料。1900 年左右，英国赛马运动中出现了兴奋剂的概念，用于表示赛马的非法用药。根据《世界反兴奋剂条例》，使用兴奋剂被定义为违反条例，包括在运动员血样或尿样中检测到违禁物质、其代谢物或标志物等。同时，根据世界反兴奋剂治理的共识，凡列入世界反兴奋剂机构发布的《禁用清单》的物质和方法，即视为兴奋剂。

使用兴奋剂通常用于表示使用性能增强药物或滥用药物疗法的做法。

兴奋剂的基本特征：世界反兴奋剂机构每年更新禁用物质和方法的列表，凡符合以下三个标准中的两个，该物质或方法将被列入世界反兴奋剂机构的《禁用清单》。

（1）证明它有可能提高或能够提高运动能力。

（2）使用该物质或方法可能对运动员的健康造成实际或潜在危害。

（3）使用该物质或方法违背《世界反兴奋剂条例》所述的体育精神。

此外，对其他禁用物质及方法具有掩蔽作用的也被列入《禁用清单》。

二、《禁用清单》和《兴奋剂目录》

每年，世界反兴奋剂机构会发布禁用物质和禁用方法列表，明确指出在体育运动中禁止使用的物质和方法以及何时禁止使用，它是《世界反兴奋剂条例》明确的反兴奋剂体系的国际标准之一。其构成内容具有权威性、开放性和时效性的特点，即世界反兴奋剂机构对清单内容具有最终决定权、禁用物质和方法包括但不限于列出的物质和方法、以每年 1 月 1 日生效的最新版为现行标准。

根据物质不同的作用机制，《禁用清单》分为十类禁用物质、三种禁用方法和一类特殊项目禁用物质。根据是否具有明显的兴奋剂作用，《禁用清单》又可分为禁用物质（非特定、特定）和特殊项目禁用物质（图 4-1）。另外，世界反兴奋剂机构将一些经常在体育运动以外的社会环境中被滥用的物质列为滥用物质，如可卡因（cocaine）、海洛因（heroin）、苯丙胺（amphetamine）、大麻酚（cannabinol）。

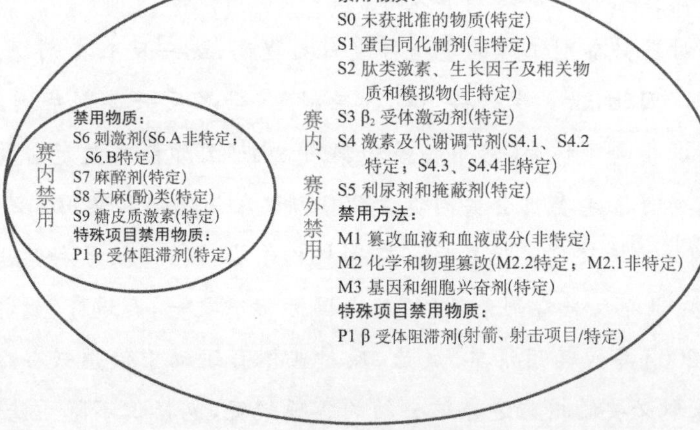

图 4-1　2024 版《禁用清单》构成

《禁用清单》还规定了"阳性结果"的判定标准。例如，尿液中沙丁胺醇（salbutamol）含量超过 1 000 ng/mL、福莫特罗（formoterol）含量超过 40 ng/mL 将被视为"阳性结果"，除非运动员证明该"阳性结果"是在吸入最大允许给药剂量的情况下造成的。

《禁用清单》每年的更新由世界反兴奋剂机构组织开展，通常会历经信息收集、形成草案、征求意见、修改草案、审查、提交、批准等多个步骤，并在新版《禁用清单》生效前 3 个月公布，第二年的 1 月 1 日生效。例如，2022 版《禁用清单》于 2021 年 9 月 14 日获得世界反兴奋剂机构执行委员会批准，于 2021 年 9 月 30 日正式公布 2022 版《禁用清单》，并明确自 2022 年 1 月 1 日起生效。

《兴奋剂目录》是国家体育总局联合中华人民共和国商务部、中华人民共和国国家卫生健康委员会、中华人民共和国海关总署和国家药品监督管理局，参考世界反兴奋剂机构发布的《禁用清单》国际标准，结合我国实际，制定和发布的规范性文件。自 2004 年开始，《兴奋剂目录》每年发布一次，更新和最终解释权由上述五部委共同负责。《兴奋剂目录》分为"兴奋剂品种"和"对运动员进行兴奋剂检查的有关规定"两部分，除《禁用清单》中的内容外，还增加了海关参考商品编号、英文名、通用名（别名）等信息，以监督管理禁用物质的生产、销售、贸易、进出口和医疗过程。

【知识拓展】 世界反兴奋剂机构《禁用清单》的演变

世界反兴奋剂机构《禁用清单》最早可追溯至 1967 年国际奥委会医学委员会发布的一份禁用药物清单，最初仅包含五个分类八种药物。随后，伴着医药化工行业的飞速发展，兴奋剂的范围不断扩大，禁用药物清单也在不断加长。1989 年，禁用方法首次被列入，禁用药物清单升级为《禁用物质和禁用方法》（*Prohibited Classes of Substances and Prohibited Methods*）。1991 年，《禁用物质和禁用方法》首次被写入《奥林匹克宪章》，反兴奋剂国际标准的雏形开始显现。2000 年《奥林匹克运动反兴奋剂法典》（*Olympic Movement Anti-Doping Code*，OMADC）正式实行，《禁用清单》作为其附件共同发布，并规定国际奥委会医学委员会负责《禁用清单》每年的更新和发布。

随着国际社会对反兴奋剂工作的重视程度日益提高，统一反兴奋剂规则和国际标准的必要性也与日俱增。因此，世界反兴奋剂机构在制定《世界反兴奋剂条例》的同时，制定了系列国际标准和技术指南。作为《禁用物质和禁用方法》国际标准发布前的过渡，世界反兴奋剂机构与国际奥委会医学委员会共同负责 2003 版《禁用物质和禁用方法》的更新和发布。随后，更新和发布的接力棒交到了世界反兴奋剂机构手中，《禁用物质和禁用方法》正式更名为《禁用清单》，成为《世界反兴奋剂条例》的八大国际标准之一，是遵守《世界反兴奋剂条例》的必要条件之一。2005 年，《禁用清单》成为《反对在体育运动中使用兴奋剂国际公约》的附件，各缔约国必须采取必要的措施遵守该公约的各项规定，包括但不限于法律、法规、政策或实施行政管理。

三、 世界范围内兴奋剂的演变与使用发展

1. 公元前

公元前3世纪，古希腊、古埃及和古罗马时期，已出现运动员、骑士或角斗士使用兴奋剂的例子。参加古代奥运会的运动员通过摄入蘑菇提取物、植物种子或狮心和鹿肝等物质或通过特殊饮食来赢得比赛，罗马角斗士认为服用刺激剂可以使机体更具活力，从而使得比赛更为精彩。5 000多年前，医生开始使用原本用于止咳和促进血液循环的植物麻黄提取物来提高运动员的运动表现。其后，虽有关于兴奋剂的相关报道，但是从古代奥运会到中世纪再到现代奥运会的巨大时间间隔中，关于兴奋剂的作用我们依然知之甚少。

2. 19世纪以来

现代医学的发展促进了市场上众多新药的出现，同时加速了使用化学物质来提高运动成绩的进程。当时，大多数医药产品都从植物和动物中提取，包括咖啡因（来自茶和咖啡）、马钱子碱（来自马钱子的种子）、可卡因（来自古柯叶的种子）以及镇痛剂吗啡（来自罂粟）和酒精（来自谷物及水果）。

1904年，圣路易斯奥运会是现代奥运会历史上首次记录到兴奋剂的使用——马拉松选手托马斯·希克斯在比赛中服用了士的宁和白兰地。1920年，最早在实验室合成生产的药物之一——苯丙胺开始得到应用，它先在第二次世界大战期间被用于延缓作战部队和机组人员的疲劳，后被运动员用于提高运动成绩。1928年，国际田径联合会（International Association of Athletic Federation，IAAF）成为第一个禁止使用兴奋剂的国际单项体育联合会。然而，当时没有方法用于检测运动员是否服用兴奋剂，所以禁令并没有发挥实际作用。

在运动中使用合成代谢类固醇（anabolic steroid）可以追溯到20世纪50年代。在1954年维也纳世界举重锦标赛上，美国队的医生约翰·齐格勒博士怀疑苏联队使用了睾酮（testosterone）。1958年，合成代谢类药物美雄酮（metandienone）问世，并在1962年世界锦标赛上被美国举重运动员使用。

20世纪60年代，制药工业开发了新药物，包括口服避孕药、皮质类固醇、β受体阻滞剂、镇静剂和抗抑郁药等。1967年，国际奥委会成立了医学委员会并制定了禁用药物清单，医学委员会主要遵循以下三项指导原则：保护运动员的健康、尊重医疗和体育道德、保护参赛运动员的平等权利。最开始，国际奥委会禁用药物清单仅包括麻醉性镇痛剂（narcotic analgesics）和三类物质［拟交感神经胺（sympathomimetic amines）、精神运动兴奋剂（psychomotor stimulants）和中枢神经系统兴奋剂（central nervous system stimulants）］。在1968年第10届法国格勒诺布尔冬季奥运会和1968年第19届墨西哥夏季奥运会上，兴奋剂检测首次被强制执行。1976年，国际奥委会将合成代谢类固醇添加到禁用物质清单中。1976年第21届

蒙特利尔夏季奥运会上，类固醇检测首次被执行。

在1984年第23届洛杉矶夏季奥运会上，美国自行车队使用血液兴奋剂一事被报道后，血液兴奋剂于1985年成为首个被国际奥委会禁用的药物。1985年，国际奥委会修改了禁用药物清单，将β受体阻滞剂和利尿剂列为禁用物质，将药理、化学和物理操作列为禁用方法。然而，国际奥委会禁用药物清单中的掩蔽剂丙磺舒（probenecid）并未被列入国际自行车联盟的禁用药物清单，在1988年环法自行车赛中，自行车手佩德罗·德尔加多被检测出丙磺舒阳性。

20世纪80年代，治疗用药豁免的概念被引入，运动员因治疗目的确需使用禁用药物清单中规定的禁用物质或方法时，在获得批准后，可以服用药物并继续参加体育运动。

1992年第25届巴塞罗那夏季奥运会之前，两名英国举重运动员因克伦特罗（clenbuterol，俗称瘦肉精）阳性而被禁赛。克伦特罗属于β_2受体激动剂，不属于合成代谢类固醇。因此，在1993年，国际奥委会修改了禁用药物清单，新增合成代谢药物的类别，包括合成代谢类固醇和其他具有合成代谢特性的药物。

3. 21世纪以来

体育不再仅被视作娱乐项目，事实上，它与经济和政治的关系日益密切，优秀的成绩可以带给运动员收益，使得在体育运动中取得成功成为各方趋之若鹜的目标。2002年，有运动员开始使用第二代促红细胞生成素达依泊汀（darbepoetin）。2008年北京奥运会上，五名运动员因使用第三代促红细胞生成素持续性促红细胞生成素受体激活剂（continuous erythropoietin receptor activator，CERA）而被取消参赛资格。2012年，兰斯·阿姆斯特朗的7次环法自行车比赛成绩因使用兴奋剂而被取消。

近年来，随着基因疗法（gene therapy）的发展，出现了能够增强运动表现的新方法，即通过使用正常或经过基因改造的细胞和转移核酸聚合物或其他类似物对遗传物质进行操作，增加或减少某些酶和蛋白质的产生，从而提高运动成绩。2012年伦敦奥运会引入了人生长激素的生物标志物测试，在反兴奋剂工作方面取得了重大进展。2020年，世界反兴奋剂机构发布了实验室指南——*Gene Doping Detection: based on Polymerase Chain Reaction*，并于2021年1月正式开始实施。

第二节 兴奋剂的种类与药理作用

列入《禁用清单》的禁用物质和禁用方法，分为在所有场合都禁用或仅在赛内禁用，禁用物质又分为特定物质和非特定物质、滥用物质；禁用方法分为特定方法和非特定方法。

根据世界反兴奋剂机构的《世界反兴奋剂条例》，赛内指的是从运动员参赛的前一天晚11:59开始，直至该比赛和与之相关的样本采集程序结束为止的一段时间。但是，如果国际单项体育联合会提供令人信服的理由，认为对其运动项目有必要采用不同的定义，则世界反兴奋剂机构可为某一特定运动项目批准一个替代定义；经世界反兴奋剂机构批准后，该运动项目的所有重大赛事组织机构都应当遵循该替代定义。赛外指的是任何非赛内的时间段。

一、所有场合的禁用物质及方法

1. S1——蛋白同化制剂(anabolic agents)

其包括合成蛋白同化雄性类固醇(anabolic androgenic steroid，AAS)和其他蛋白同化制剂，如选择性雄激素受体调节剂(selective estrogen receptor modulator，SERM)等。此类物质能够促进蛋白质合成、减少氨基酸分解，可促进肌肉增生，提高动作力度。

其他蛋白同化制剂包括脱氢表雄酮(dehydroepiandrosterone，DHEA)，它由肾上腺分泌，是睾酮的前体，能够增强肌肉质量，抵抗衰老和肥胖。

这类药物皆具有以下作用：

(1) 可增加肌肉体积和肌肉力量，可在主动或被动减重时维持肌肉体积。

(2) 可增强攻击性行为，增加训练强度和时间，但需要同时配合系统的力量训练。

(3) 可加快训练后的恢复速度。

(4) 可增强有氧能力，增加最大吸氧量、肌肉氧含量和氧储备。

代表物质及常见含此类物质的药品：孕三烯酮(孕三烯酮胶囊)、睾酮(睾酮贴剂)、诺龙(苯丙酸诺龙注射液)、普拉睾酮(注射用硫酸普拉睾酮钠、麝香保心丸等)、甲睾酮(甲睾酮片)、达那唑(达那唑栓)、司坦唑醇(司坦唑醇片)、克仑特罗(盐酸克伦特罗、氨溴特罗片、喘舒片)、替勃龙(替勃龙片)。

临床药效：治疗如男性性腺功能减退等疾病；部分已经上市的药品在临床中常用于慢性消耗性疾病及大手术、肿瘤化疗、严重感染等对机体严重损伤后的复原治疗。克仑特罗常用于支气管哮喘等呼吸系统疾病所致的支气管痉挛。

不良反应：此类物质具有雄激素作用，无适应证而擅自使用蛋白同化制剂可能会对使用者造成生理和心理上的严重损害，如肝损伤、痤疮、脱发、男性乳腺发育异常和精子生成减少、女性乳房发育停止和多毛。

常见含此类物质的食物：猪肉、羊肉、牛肉等禽类饲养过程中残留污染的肉类食品及其加工肉制品。

2. S2——肽类激素、生长因子及相关物质和模拟物

(1) 促红细胞受体激动剂(erythropoietin-receptor agonists, ERA),如促红细胞生成素。促红细胞生成素是一种内源性糖蛋白激素,主要由肾脏产生,能够促进红细胞生成。

此类物质能够促进红细胞生成,具有提高血红蛋白含量、血红细胞比容、摄氧能力的作用,可使人体的耐力水平明显提高。

代表物质及常见含此类物质的药品:重组人促红细胞生成素(重组人促红素注射液、CHO细胞)、重组人促红细胞生成素-β(重组人促红素注射液-β注射液,CHO细胞)。

临床药效:临床上常用于治疗肾功能不全合并的贫血、获得性免疫缺陷综合征(艾滋病)本身或治疗引起的贫血、恶性肿瘤伴发的贫血及风湿病贫血等多种贫血。

不良反应:大量生成红细胞会增加血液黏滞度,增加心脏负担,提高心脏病和猝死风险,严重或将导致癫痫、静脉血栓、肺栓塞等。

(2) 人绒毛膜促性腺激素(human chorionic gonadotrophin, hCG,简称绒促性素)和黄体生成素(luteinizing hormone, LH)及其释放因子。人绒毛膜促性腺激素是由胎盘的滋养层细胞分泌的一种糖蛋白,黄体生成素是由腺垂体细胞分泌的一种糖蛋白类促性腺激素,可促进胆固醇在性腺细胞内转化为性激素。在男性中,内源性人绒毛膜促性腺激素和黄体生成素作用于睾丸的间质细胞以刺激睾酮的产生。在女性中,内源性人绒毛膜促性腺激素和黄体生成素会刺激卵巢产生黄体酮和雌二醇。妊娠期间内源性人绒毛膜促性腺激素增加;月经周期中黄体生成素激增会触发排卵。因此,在男性和女性体内,这些激素的水平和功能各不相同。

外源性人绒毛膜促性腺激素和黄体生成素及其重组型会促进男性身体产生睾酮和表睾酮,促进雄激素的分泌,促进肌肉质量的增加,同时具有降脂作用。当与合成代谢雄激素类固醇共同使用时,两者有协同作用。

代表物质及常见含此类物质的药品:人绒毛膜促性腺激素(布舍瑞林、注射用绒促性素)。

临床药效:促性腺激素类药,用于促性腺激素分泌不足所致的原发性或继发性闭经、无排卵所致的不孕症等。

不良反应:大量摄入会降低自身内分泌水平,可能引起心血管疾病、糖尿病等。滥用肽类激素还会形成较强的心理依赖。

(3) 促肾上腺皮质激素(adrenocorticotropic hormone, ACTH)及其释放因子:是脊椎动物脑垂体分泌的一种多肽类激素,具有促进肾上腺皮质的组织增生以及皮质类固醇的生成和分泌的作用。

代表物质及常见含此类物质的药品:促肾上腺皮质激素(可的瑞林、注射用促皮质激素)。

临床药效:外源性促肾上腺皮质激素能够减轻肌腱和关节部位的炎症反应,具有止痛和消炎的作用。

不良反应：大量应用时可出现不良反应，如高血压、月经障碍、头痛、糖尿、精神异常等。

(4) 各种生长因子，包括但不限于生长激素及其释放因子和胰岛素样生长因子－1 (insulin-like growth factors-1，IGF-1)：生长激素是一种多肽激素，影响机体内的多种代谢活动，可促进生长，促进骨、软骨、肌肉及其他组织细胞分裂增殖，促进蛋白质合成，增加骨骼重量和韧性。

此类物质能够通过促进肌肉中氨基酸的摄取和蛋白质的合成、促进代谢，使体内蛋白质和体液增加而脂肪减少，增加肌肉质量和力量。

代表物质及常见含此类物质的药品：生长激素（人生长激素注射液）、成纤维细胞生长因子（外用牛碱性成纤维细胞生长因子）。

临床药效：在儿科领域，采用生长激素进行替代治疗，可以明显促进儿童的身高增长，生长激素在生殖领域、烧伤领域及抗衰老领域也有着重要的作用。胰岛素样生长因子－1 是一种多肽激素，在肝脏中产生并受人生长激素调控，能调节葡萄糖摄取和糖原合成，临床上用于治疗 2 型糖尿病。

不良反应：大量摄入会降低自身内分泌水平。

3. S3——β_2 受体激动剂

β_2 受体激动剂(β_2 receptor agonist)主要包括福莫特罗、沙丁胺醇、沙美特罗和特布他林等。β_2 受体激动剂是一类能够激动分布在气管平滑肌上 β_2 受体产生支气管扩张作用的药物。

此类物质作用于大脑和外周组织，会导致多种效应，如扩张支气管、增强合成代谢和抗炎。沙丁胺醇和沙美特罗可提高力量和耐力；特布他林可显著影响运动员的身体组成，增长骨骼肌，尤其是对于抗阻类项目的运动员。

代表物质及常见含此类物质的药品：福莫特罗（富马酸福莫特罗片）、沙丁胺醇（沙丁胺醇吸入气雾剂）、沙美特罗（昔萘酸沙美特罗气雾剂）、特布他林（硫酸特布他林片）、去甲乌药碱（附子理中丸、消痛贴膏、连花清瘟胶囊、关节止痛膏、云南白药、麝香壮骨膏，以及其他含有附子、乌头、乌药、细辛、莲子、莲子心的中成药、中药饮片或中药免煎颗粒）。

临床药效：此类药物属于支气管扩张药，临床上是哮喘急性发作（气道痉挛）的首选药物，能够迅速改善哮喘急性发作时的呼吸困难、咳嗽等的症状。

不良反应：长期应用可导致哮喘患者气道炎症加重，并在停药时出现反弹效应。

常见含此类物质的食物：花椒、乌头、莲子、山药、释迦果、胡椒、丁香、肉桂、八角、月桂叶、甘草。

4. S4——激素和代谢调节剂

激素(hormone)和代谢调节剂(metabolic modulators)这一类别包括芳香化酶抑制剂(aromatase inhibitor)、抗雌激素和选择性雌激素受体调节剂(anti-estrogens and selective estrogen receptor modulators)、激活素受体ⅡB 活化抑制剂类(agents preventing activin receptor Ⅱb activation)、代谢调节剂(metabolic modulator)。

(1) 芳香化酶抑制剂、抗雌激素和选择性雌激素受体调节剂:芳香化酶抑制剂包括依西美坦、福美坦、来曲唑等,能特异性导致芳香化酶失活,阻断芳构化反应,抑制雌激素生成,降低血液中雌激素水平,临床上用于治疗乳腺癌。

当男性服用这些药物时,垂体促性腺激素分泌增加,可能会通过提高睾丸激素水平来提高运动表现。此外,男性也可以服用这些药物,以防止男性乳房发育,常发生在滥用蛋白同化类固醇导致雌激素升高的情况下。由于男性和女性在生理和内分泌方面的差异,雌激素阻滞剂不太可能将女性体内的睾丸激素水平提高到可以增加肌肉质量或力量的水平。

代表物质及常见含此类物质的药品:他莫昔芬(枸橼酸他莫昔芬片)、氯米芬(枸橼酸氯米芬片)。

临床药效:临床上常用于治疗不孕不育。

不良反应:可能导致胃肠道系统及生殖系统紊乱等不良反应。

(2) 激活素受体ⅡB活化抑制剂:包括但不限于激活素A中和抗体类、激活素受体ⅡB竞争剂类、激活素受体ⅡB抗体类和肌肉生长抑制素抑制剂类。肌肉生长抑制素的功能是限制生长,从而限制肌肉质量。自然发生的基因突变时,肌肉生长抑制素不发挥作用,会导致肌肉质量异常增加,纯合子条件比杂合子条件更极端。在畜牧业中,比利时蓝牛和皮埃蒙特牛的肌肉生长抑制素基因异常,导致牛的肌肉质量增加,从而提高了肉类产量。临床上,肌肉生长抑制素起到抑制肌肉生长的作用,可治疗肌肉萎缩症和癌症等导致的肌肉萎缩状况。肌肉生长抑制素作为兴奋剂,其抑制作用可使肌肉肥大超过生理条件下的水平。

(3) 代谢调节剂:包括胰岛素类以及胰岛素模拟物类(insulins and insulin-mimetics)和过氧化物酶体增殖物激活受体γ(peroxisome proliferator-activated receptor γ, PPAR γ)激动剂等。胰岛素是机体内唯一降低血糖的激素,同时可促进糖原、脂肪、蛋白质合成。过氧化物酶体增殖物激活受体γ属于核激素受体家族中的配体激活受体,控制许多细胞内的代谢过程。作为兴奋剂,胰岛素可以提高肌肉吸收葡萄糖的速率,通过促进肌糖原补充来帮助运动性疲劳的恢复。除了降血糖特性外,胰岛素还有合成代谢作用,这使它们成为增加肌肉质量的潜在兴奋剂。过氧化物酶体增殖物激活受体γ激动剂被列为兴奋剂与其在增强耐力适应性方面的作用有关,如增强线粒体生物发生、血管生成和胰岛素敏感性,可使肌纤维具有更强的有氧能力和更强的抗疲劳能力。

另外,曲美他嗪能刺激糖酵解,减少脂肪酸氧化量,因而可降低线粒体对氧的需求,使心肌中三磷酸腺苷的合成稳定在一定水平,以增强心肌功能及耐力。

代表物质及常见含此类物质的药品:胰岛素类及胰岛素模拟物类(胰岛素注射液)、曲美他嗪(盐酸曲美他嗪片)。

临床药效:外源性胰岛素临床上主要治疗糖尿病。曲美他嗪临床主要用于缺血性心脏病患者的对症治疗。

不良反应：头痛、关节痛、低血糖等。

5. S5——利尿剂和掩蔽剂

利尿剂(diuretics)包括多种不同作用机制的化合物，如氯噻酮、噻嗪类主要作用在肾脏的远曲小管，抑制钠的重吸收；螺内酯作用于远曲小管和集合管的皮质段上皮细胞内，与醛固酮竞争结合醛固酮受体，从而抑制醛固酮促进钠钾泵(Na^+-K^+)交换。利尿剂临床上用于治疗液体潴留心力衰竭患者。利尿剂和血管紧张素转化酶抑制剂(angiotensin converting enzyme inhibitor，ACEI)联合应用，临床常用于治疗高血压。

通过促进尿液的产生(图 4-2)，增加尿和钠的排泄，利尿剂能够达到以下目的：

(1) 在拳击、举重等一些特定项目中快速减轻体重。

(2) 降低尿液中兴奋剂和(或)其代谢物的浓度，从而将浓度降低到可检测水平以下。

(3) 抵消其他药物导致的体液潴留。某些利尿剂可以改变尿液 pH，通过肾小管上皮细胞重吸收，抑制某些药物排入尿液，从而降低其在尿液中的浓度。

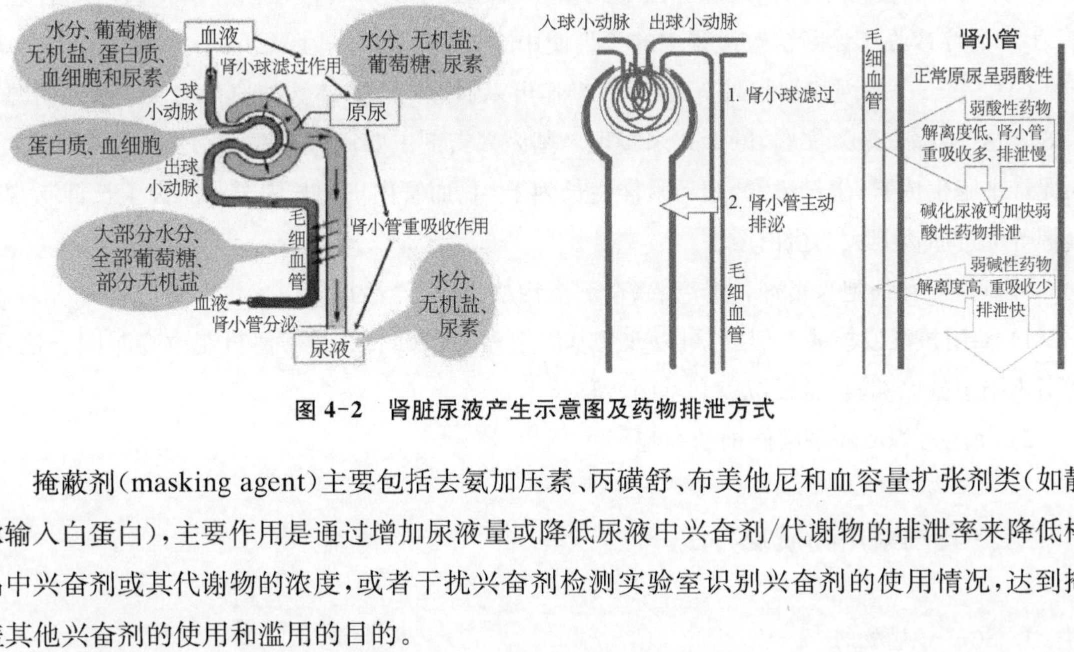

图 4-2　肾脏尿液产生示意图及药物排泄方式

掩蔽剂(masking agent)主要包括去氨加压素、丙磺舒、布美他尼和血容量扩张剂类(如静脉输入白蛋白)，主要作用是通过增加尿液量或降低尿液中兴奋剂/代谢物的排泄率来降低样品中兴奋剂或其代谢物的浓度，或者干扰兴奋剂检测实验室识别兴奋剂的使用情况，达到掩盖其他兴奋剂的使用和滥用的目的。

代表物质及常见含此类物质的药品：噻嗪类(氢氯噻嗪片)。

临床药效：能促进体内电解质(Na^+ 为主)和水分排出而增加尿量的药物。适用于水肿性疾病、高血压、肾结石。

常见含此类物质的食物：可出现在禽类饲养过程中残留污染的肉类食品中。

6. 禁用方法

(1) M1——篡改血液和血液成分：血液兴奋剂通过使用某些滥用物质或技术，促进红细胞生成，升高血细胞比容，升高动脉氧浓度，优化肌肉的氧气输送，从而提高运动表现。其包括输血、使用促红细胞生成素或血液替代品以及基因操作。

针对血液处理，世界反兴奋剂机构禁止以下行为：

1）向循环系统内输入任何来源及任何数量的自体、同种异体（同源）或异源血液或血红细胞制品。

2）人为提高氧气摄入、输送或释放的方法。包括但不仅限于使用全氟化合物、乙丙昔罗（RSR13）及经修饰的血红蛋白制剂，如以血红蛋白为主剂的血液替代品和微囊血红蛋白制剂等，但不包括吸入方式补充氧气。

3）通过物理或化学手段，以任何形式向血管内输送全血或血液成分。

不良反应：增加心脏负担、可能引起休克，若输入异体或异源血，可能会出现过敏反应，引起急性溶血伴随肾衰竭。同时具有感染肝炎、艾滋病等危险。

（2）M2——化学和物理篡改：在兴奋剂检查过程中，禁止篡改或企图篡改样本的完整性和有效性的行为，包括但不仅限于置换样品和（或）变更样品。例如，向样品中添加蛋白酶。在12小时内，静脉输液和（或）静脉注射剂量不得超过100 mL，但在医疗机构进行的合理治疗、手术治疗或临床诊断检查过程中的正当使用除外。

（3）M3——基因和细胞兴奋剂：基因操作可以通过向生物体添加遗传物质或修改内源基因的表达（敲除或敲入实验）的形式来实现。基因兴奋剂主要用来提高运动员的蛋白质产量，如促红细胞生成素、生长激素、胰岛素样生长因子-1、血管内皮生长因子和肌肉生长抑制素抑制剂等促进肌肉肥大的蛋白质。

针对基因和细胞兴奋剂，世界反兴奋剂机构禁止以下行为：

1）使用核酸或核酸类似物，可以改变基因组序列和（或）通过任何机制改变基因表达，包括但不限于基因编辑、基因沉默和基因转移技术。

2）使用常规或经基因修饰的细胞。

二、赛内禁用物质及方法

1．S6——刺激剂

刺激剂（stimulant）可作用于中枢神经系统，对中枢神经系统有显著兴奋作用，常见的有苯丙胺和可卡因等，目前苯丙胺及可卡因已被列为毒品管制。

这类药物可以抑制人体的自然警报系统，通过减轻“过度用力”引起的疼痛感来增强运动员在训练或者比赛中的自信心和进取心，增强运动员耐力和力量，使其感受不到疲惫。此类刺激剂的作用还包括增加心率、血压和能量代谢；还可作用于心血管和呼吸系统，如肾上腺素、麻黄素和咖啡因等的作用是增加心率、血压和肌肉血流量，扩张呼吸道、增加肺通气量。

另外，刺激剂类药物可提高运动员训练和比赛中的注意力，提高反应灵敏性。

代表物质及常见含此类物质的药品：麻黄碱（复方氨酚愈敏口服液、氨酚伪麻美芬片以及其他含有麻黄、炙麻黄、麻黄根的中成药等）、肾上腺素（盐酸肾上腺素注射液）、士的宁（硝酸士的宁注射液、甜梦口服液、疏风活络片等含有士的宁的中成药等）。

临床药效：用于普通感冒或流行性感冒引起的发热、头痛、周身四肢酸痛、打喷嚏、流涕、鼻塞、咳嗽、咽痛等症状。

不良反应：刺激剂使用不当或滥用均有可能产生不良反应，尤其是苯丙胺衍生物、可卡因等药物，除了可引起情绪失常、导致成瘾外，还可能增加其心血管疾病发生风险或使其体温调节发生异常，严重者甚至可导致死亡。

2. S7——*麻醉剂*

麻醉剂（narcotic）主要通过直接作用于中枢神经系统而抑制疼痛，包括吗啡（morphine）、芬太尼（fentanyl）及其衍生物等。吗啡为一种鸦片类药物，会直接作用于中枢神经系统，改变人体对疼痛的感觉，用于缓解急性或慢性疼痛。潜在的严重不良反应包括呼吸抑制和低血压，且有高度成瘾性和药物滥用的情形。如果长期使用后骤然降低剂量，可能会出现戒断症状。芬太尼是一种强效的类鸦片止痛剂，起效迅速而且作用时间极短，它是脑中 μ-鸦片受体的强力激动剂，比吗啡效力高 50～100 倍。如过量使用，严重者将会引发呼吸困难甚至死亡。

使用此类药物可以麻痹中枢神经系统，缓解运动中的疼痛感，从而达到提高运动成绩的目的。

代表物质及常见含此类物质的药品：吗啡（盐酸吗啡片）、美沙酮（盐酸美沙酮片）。

临床药效：强效镇痛药，适用于其他镇痛药无效的急性剧痛。

不良反应：滥用该类药物除可产生恶心、呕吐、眩晕、意识模糊、不安、便秘、尿潴留、低血压、荨麻疹等轻度不良反应外，还可引起呼吸抑制或急性中毒，严重时可导致死亡。

3. S8——*大麻（酚）类*

大麻素（cannabinoid）又称大麻类物质，是从大麻里发现的一组萜酚类化合物，天然存在于动物神经和免疫系统里。大麻素的外延包括结构上与四氢大麻酚（tetrahydrocannabinol, THC）相关或与大麻素受体结合的一组物质。大麻类物质能够作用于 CB1 受体和 CB2 受体，调节化学递质的释放，临床上用于癫痫、精神疾病、慢性疼痛、止吐、镇静治疗。

使用此类物质能够产生愉悦感，减少焦虑，缓解紧张，在比赛中使用有可能提高运动员的比赛成绩。

4. S9——*糖皮质激素*

糖皮质激素（glucocorticoid）也称皮质类固醇，如可的松、皮质醇，是具有多种生理作用的肾上腺类固醇激素，作用于全身，参与哺乳动物的多个生理过程，如代谢、水和电解质平衡、免疫反应、生长、心血管功能、情绪和认知功能、生殖和发育等。糖皮质激素由涉及下丘脑-垂体-肾上腺轴（hypothalamic-pituitary-adrenal axis，HPA）的负反馈回路调节，影响中枢神经系统功能和其他内源性激素的活性。皮质醇（cortisol）是在下丘脑-垂体-肾上腺轴激活后从肾上腺皮质分泌的主要激素，并在压力情况下释放，如遇到情绪压力、感染、创伤和运动时。临床用于抗炎、抗毒、抗过敏、抗休克、非特异性抑制免疫等。

在运动过程中，糖皮质激素具有抗炎、缓解疼痛和抗疲劳的作用，在加速糖、脂质和蛋白质代谢方面也起着关键作用，一次性和短期摄入适量糖皮质激素可以减少疲劳感。

代表物质及常见含此类物质的药品：可的松（醋酸可的松片）、地塞米松（地塞米松片）。

临床药效：糖皮质激素具有调节糖、脂肪和蛋白质的生物合成和代谢、抑制免疫应答、抗炎、抗毒、抗休克作用等多种生理作用，分类不同，其各项生理作用的强弱也各有所侧重。

不良反应：长期大量使用可诱发高血压、动脉粥样硬化、脑卒中、胃出血等，个别甚至可能产生精神或行为改变。长期使用后突然停药可能出现肌肉疼痛、关节痛、发热等症状。

三、 特殊项目的禁用物质

P1——β受体阻滞剂

β受体阻滞剂（β blocker）是能选择性地与β肾上腺素受体结合，从而拮抗神经递质和儿茶酚胺对β受体激动作用的一类物质，如阿替洛尔、美托洛尔、普萘洛尔等，主要作用于外周和心脏。

在运动中使用β受体阻滞剂能够缓解应激引起的心动过速，通过阻滞骨骼肌中β_2肾上腺素受体减少肢体震颤和减少流向肌肉的血流量，从而提升某些特殊项目的运动成绩。

下列项目中，除非有特殊说明，β受体阻滞剂仅在以下赛内禁用：

射箭（赛外也禁用）（国际射箭联合会）。

汽车运动（国际汽车运动联合会）。

台球（所有项目）（World Confederation of Billiards Sports，WCBS，世界台球运动联盟）。

飞镖（World Darts Federation，WDF，世界飞镖联合会）。

高尔夫（International Golf Federation，IGF，国际高尔夫联合会）。

射击（赛外也禁用）（International Shooting Sport Federation，ISSF，国际射击运动联合会；International Paralympic Committee，IPC，国际残疾人奥林匹克委员会）。

滑雪/单板滑雪[International Ski Federation，FIS，国际滑雪联合会（现为 International Ski and Snowboard Federation，国际滑雪和单板滑雪联合会）]。

水下运动（Confdration Mondiale des Activits Subaquatiques，CMAS，世界水下运动联合会）。

【知识拓展】　基因兴奋剂

“公平竞赛”的体育口号又将面对新的强大挑战——基因兴奋剂。十多年前，专家和有关机构已经开始关注这种新的作弊方式：改变我们的基因，改变人体的最基础构造，从而让我们变得更强壮、速度更快。然而，实践起来却比想象的要复杂得多。基因疗法是将人工合成基因添加进患者的基因组，以对人体无害的逆转录病毒作为载体，把正常的基因嫁接到病毒上，将病毒注射入骨髓，使人体细胞“获得”正常基因，以取代原有的异常基因。这种方法操作起来依然非常复杂，很少被使用，但这一原则已经被用于越来越多疾病的治疗研究，其中包括导致人体肌肉退化的疾病。针对促红细胞生成素基因，澳大利亚有研究发现，人体内源性的能够编码促红细胞生成素的基因含有四个内含子，而在基因疗法中人工嵌入的促红细胞生成素DNA序列则没有内含子，这就可以用来识别出哪些运动员使用了基因兴奋剂。

基因兴奋剂的作用：

(1) 增强力量：肌肉生长抑制素是一种蛋白质，属S4激素及代谢调节剂项下，可控制人体肌肉纤维的数量。使用肌肉生长抑制素抑制剂之后，可获得更强的肌肉力量。

(2) 提高速度：一些研究显示，α-辅肌动蛋白3(alpha-actinin 3，ACTN3)有助于提高人体速度。这种基因在短跑运动员中分布的比例远远高于它在普通人群中的分布比例。因此，又有人称之为“速度基因”。研究结果表明，短跑、举重等项目的优秀运动员中，携带R型变异的比例更高一些。不仅如此，耐力项目中如果其他条件相同，R型变异者会拥有更好的冲刺能力。在非洲人中，携带该基因的比例较大。

(3) 增强耐力：两届奥运会越野滑雪冠军芬兰人埃罗·门蒂兰塔的*EPOR*基因(促红细胞生成素受体)存在突变，患有原发性家族性先天红细胞增多症，导致体内红细胞量和血红蛋白明显增高。

第三节　误服误用风险与风险防控

食品(food)是指各种供人食用或者饮用的成品和原料以及按照传统，既是食品又是中药材的物品，但是不包括以治疗为目的的物品。

药品(medicine)是指用于预防、治疗、诊断人的疾病，有目的地调节人的生理功能并规定有适应证或者功能主治、用法和用量的物质，包括中药、化学药和生物制品等。

营养品(nutritional supplement)是一种旨在补充膳食的产品，可能含有一种或多种如下成分：维生素、矿物质、氨基酸、草本（草药）或其他植物等，或是含有这些成分的浓缩品、代谢物、提取物或组合产品等，以增加每日总摄入量而补充的膳食成分。营养品可以制成丸剂、片剂、胶囊、软凝胶、粉末和液态等形态，但不能代替普通食物，也不能将其作为膳食的替代品。

兴奋剂违规处罚适用“严格责任”原则，即运动员应当确保没有禁用物质进入自己体内，并对在其样本中发现的禁用物质（或其代谢物或标志物）等负责任。通过建章立制、加强教育、专业保障和指导监督全维度科学防范，可能存在兴奋剂风险的食品、药品、营养品（简称“三品”）清单和普及防控方法措施，具有重要意义。

一、“三品”风险

“三品”存在含有兴奋剂风险（图 4-3）：运动员属于特殊职业，符合食品安全标准的食品仍可能带来兴奋剂风险；部分小品牌食物或饮品缺乏质量控制，也存在兴奋剂风险。《世界反兴奋剂条例》规定，运动员应当对其摄入的物质负责，并对其委托他人获取食物和饮料的行为负责[《世界反兴奋剂条例》第 10.5 条 65(c)释义]。

很多中药和药材含有兴奋剂，有的来自药材本身，有的来自加工污染。少数药品生产企业不严格把控生产工艺导致药品被兴奋剂污染，用药应优先选择通过药品生产质量管理规范认证的药企。多数医生并不掌握兴奋剂知识，运动员应主动甄别药品是否安全并汇报。需要处方药时必须提醒医生你是运动员，需要遵守反兴奋剂的相关规定。医生应该确保所开药物不含任何违禁物质，如果医生不能确定，那么应该与国家反兴奋剂组织或有资质的药剂师进

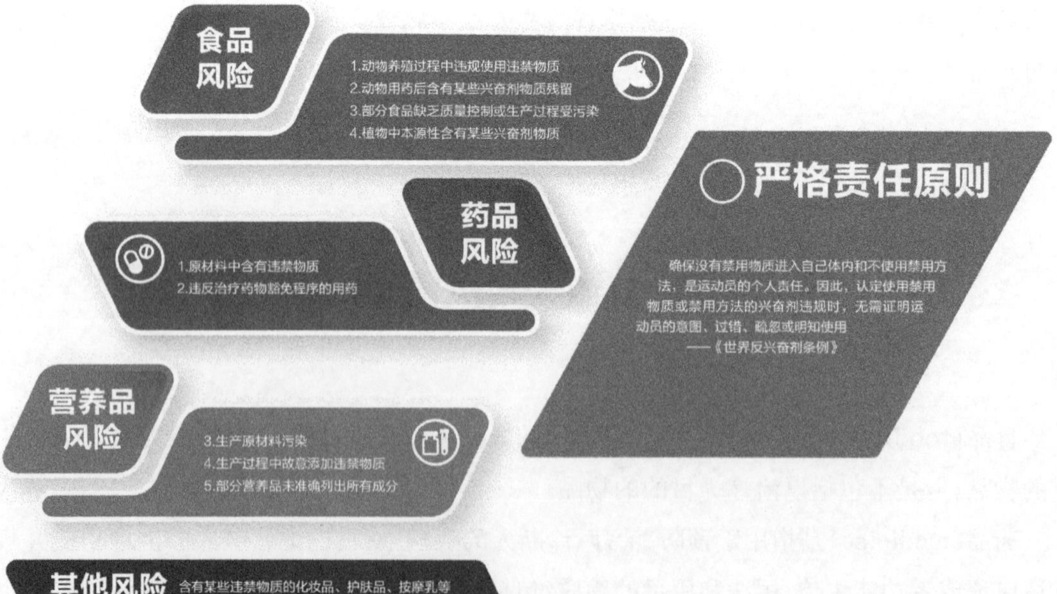
食品风险
1.动物养殖过程中违规使用违禁物质
2.动物用药后含有某些兴奋剂物质残留
3.部分食品缺乏质量控制或生产过程受污染
4.植物中本源性含有某些兴奋剂物质
严格责任原则
确保没有禁用物质进入自己体内和不使用禁用方法，是运动员的个人责任。因此，认定使用禁用物质或禁用方法的兴奋剂违规时，无需证明运动员的意图、过错、疏忽或明知使用
——《世界反兴奋剂条例》
药品风险
1.原材料中含有违禁物质
2.违反治疗药物豁免程序的用药
营养品风险
3.生产原材料污染
4.生产过程中故意添加违禁物质
5.部分营养品未准确列出所有成分
其他风险 含有某些违禁物质的化妆品、护肤品、按摩乳等

图 4-3 “三品”风险来源及严格责任原则

行协商，如果药品不需要处方，强烈建议咨询国家反兴奋剂组织或将《禁用清单》展示给药剂师。另外，当药物选择正确，服用时应该再度确认是否一致，有些品牌提供同一种产品的多种类型（如快速缓解、效力增强或更持久），而且每种类型配方并不一样，一种类型含有禁用物质而另一种不含禁用物质的风险确实存在。

二、“三品”防控

根据我国对营养品的定义，营养品指具有调节机体功能，不以治疗疾病为目的，并且对人体不产生任何急性、亚急性或者慢性危害的食品[《保健食品注册管理办法（试行）》国家食品药品监督管理局令第19号]。在许多国家，营养品的生产和标签并未严格遵守规定，并且受到的监管不及药品严格，可能导致其中含有兴奋剂。运动员应对服用营养品的风险负责。除非运动员在服用受污染产品时已经高度谨慎，否则以无重大过错或无重大疏忽为由减轻处罚的做法很少适用于受污染产品的案件（《世界反兴奋剂条例》第10.6.1.2条）。营养品中含有无法检测到的违禁物质，这可能会导致兴奋剂检测呈阳性。部分营养品样本可能虽通过了认证程序，但其一旦进入人类体内，兴奋剂就会出现在尿样中。因此，《2020年东京奥运会与残奥会兴奋剂管制指南》中，强烈建议运动员不要使用营养品。

（一）食品

1．安全标准高

运动员属于特殊职业身份，符合普通人食品安全标准的肉食品仍有可能给运动员带来兴奋剂检测阳性风险。多年来国内不断发生运动员私自外出就餐导致的兴奋剂违规事件，市售的很多肉食品对运动员来说是不安全的。

2．溯源难

部分饮料由于需求量大，容易获得且难以溯源，缺乏质量控制，易受污染，也存在一定的兴奋剂风险。一些知名品牌饮品的生产线受到严格的控制，可避免生物、化学、物理污染，被认为是较为安全的，但也不能完全排除兴奋剂风险。

日常生活中，食品安全问题已经成为热议的话题，“苏丹红”“瘦肉精”“地沟油”“三聚氰胺”等对人体有害的物质已经伴随着食品进入了人们的日常饮食。运动员职业特殊，不小心食用含有这些物质的食物，不仅会对自己的身体造成伤害，极有可能造成兴奋剂违规。例如，“瘦肉精”就是对运动员威胁很大的物质。

“瘦肉精”，药品名称为克仑特罗，是一种支气管扩张剂，临床上主要用于治疗慢性阻塞性肺炎以及缓解哮喘急性发作时的支气管痉挛。在使用剂量达到正常剂量的5～10倍时，还有促进蛋白质合成的作用，在体育运动中可能会被运动员作为兴奋剂违规使用。因此，《禁用清单》中明确，克仑特罗属于运动员赛内和赛外都禁止使用的物质。

但是在养殖业，饲料中添加克仑特罗（瘦肉精）可使牛、羊、猪等动物快速生长，提高瘦肉率及减少脂肪。长期食用添加“瘦肉精”的饲料，会造成动物体内，特别是肝脏中克仑特罗残留，运动员一旦不小心食用了，就有可能会克仑特罗阳性。近年来，运动员因此导致兴奋剂违规的事件时有发生。例如，北京奥运会前夕的游泳名将欧阳鲲鹏、德国著名乒乓球运动员奥恰洛夫等。因为误服残留的食品导致兴奋剂检测呈阳性，运动员同样要遭受严重处罚，因为“严格责任”原则要求，运动员必须对进入自己体内的任何东西负责任。

另外，一些饮料、减肥食品中也含有刺激剂与利尿剂等兴奋剂成分，同“瘦肉精”一样，一旦误服，运动员一样难逃严重处罚的厄运。

3. 安全用餐

餐食供应可溯源：要求供应商提供不含兴奋剂的肉食品，并且可追溯到具体产地，应对提供的肉食品进行兴奋剂检测，建立相应的送检制度，保存出入库记录和留样。加强运动队就餐环境管理，非相关人员不得擅自进入。应做好备选供应商选择，必要时启动备选供应商。

避免私自外出就餐：严禁运动员外出就餐或私自外卖。加强对运动员及其辅助人员的教育，告知市场上肉类食品存在兴奋剂风险，以及运动员可能产生的兴奋剂违规后果。必须外出就餐时，应保留食物照片及相关凭证，以便追溯使用。

除保证溯源外，运动员应尽可能集中食宿，在指定的餐厅或食堂用餐，不吃来源不明的食物，尤其是路边摊、烧烤、羊肉串等，要注意肉类食品与肉制品的安全。另外，要调整饮食结构，不吃动物肝脏等内脏，优先选择蔬菜、海鱼、蛋、禽肉和水果。牛、羊肉中发现的克伦特罗总体比例要高于猪肉，因此在猪、牛、羊肉中，优先选用猪肉。而且，不要上网或随意购买肉食品。最关键的是运动员要增强防范兴奋剂意识，任何时候都要提高警惕，千万不要因为一时的口腹之欲葬送运动生涯。

2021 年 6 月 1 日，世界反兴奋剂机构发布了《关于潜在肉食品污染案件致利益相关方通知》，对于克仑特罗、莱克多巴胺、齐帕特罗、泽仑诺或其代谢物浓度≤5 ng/mL 的样本，实验室将报告非典型性结果。运动员应当提供证据解释说明非典型性结果的原因，确认是否因肉食品污染导致的。如果确认是肉食品污染，则不按兴奋剂违规处理。对于样本浓度大于 5 ng/mL 的，实验室将报告阳性结果，按照正常结果管理程序处理。

（二）药品

1. 原料污染

药品生产过程涉及多种原料、不同厂家、不同批次，这就无形中大大提升了风险。有的禁用物质来自原料本身，也有的来自加工过程中的污染。

2. 生产管理标准不完善

可能存在药品生产管理标准不完善，导致药品被兴奋剂污染，运动员用药应优先选用通过药品生产质量管理规范认证药企生产的药品。

3. 是否为运动员慎用

药品中含有兴奋剂的成分是较为常见的。例如，糖尿病患者必须注射的胰岛素及感冒药中含有的麻黄碱类物质，麻黄碱会刺激脑神经、加快心率和扩张支气管，增加运动员的兴奋程度，属于兴奋剂。又如，常用止咳化痰类的复方川贝止咳糖浆、复方甘草片等药物以及抗过敏药中含有糖皮质激素的地塞米松，都禁止口服。

我国药品管理部门为了防止运动员因误服含有兴奋剂的药品违规事件的发生，要求所有含有兴奋剂成分的药物，都要在说明书与标签上注明“运动员慎用”。另外，运动员可以申请治疗用药豁免权。这是在保证比赛公平公正的情况下，鼓励运动员克服困难、战胜伤病、创造佳绩，用拼搏的体育精神鼓舞并激励健康的人们。

（三）营养品

1. 原料污染

为了提高产品效果，一些不法厂家在其生产的营养品过程中人为地添加兴奋剂等违法成分。有些营养品供应商不种植或生产自己的原料，而是从世界各地原料供应商购买原料。一些原料供应商通过提供廉价、不纯净、变质或污染的原料来提高利润。也有些营养品供应商在生产时可能因未严格遵守相关标准，未及时清理生产线而导致产品被污染，使得禁用物质进入原本不含禁用物质的营养品中。

2. 未明确列出成分

有些营养品标签中含有禁用物质（如代谢调节剂和肽类激素），但营养品标签中并未列明全部的物质清单，有些营养品标签中会用一些替代名词来掩盖事实，还有些采用化学名称而不是普通通用名称来列出。部分营养品标识中未准确列出每种成分的相对含量。

3. 检测不规范

尽管营养品生产单位在销售前应对产品进行检测或要求原料供应商出具检测合格证书，但许多营养品出售前不会检测禁用物质，一些营养品检测报告可靠性不强，无法真正检测到兴奋剂，甚至一些检测证书存在伪造情况。由于营养品基质非常复杂，世界上没有任何检测机构能完全检测所有禁用物质，因而经过检测的营养品仍不能保证100%不含兴奋剂。

4. 安全用药

尽量使用带有国药准字号的药品。可通过查看药品说明书中药品“批准文号”，确认药品带有国药准字号，或通过国家药品监督管理局官方网站进行查询。

掌握《禁用清单》内容，包括各类物质的分类、赛内禁用物质和赛外禁用物质的区别、阈值物质的概念和允许使用剂量、每年《禁用清单》的主要变化。运动员在用药前应参考最新版本的《禁用清单》，如需了解更为详细的内容，可参照国家体育总局运动医学研究所编写的《运动员常用治疗药物使用指南》或登录中国反兴奋剂中心网站（https://chinada.cn）用药查询系统，对药品成分进行查询。如需使用境外药品时，可使用 GlobalDRO 网站（https://www.globaldro.com/Home），确定药品中是否含有禁用物质。

用药查询系统，通过网站（http://chinada.cn）和移动终端（"中国反兴奋剂中心"微信公众号"用药查询"进入），运用多种灵活便捷的在线查询方式，这些用药查询系统提供开放的信息查询。运动员和辅助人员选择身份和项目后，输入药品的通用名、商品名或成分即可查询到兴奋剂受控状态。请运动员和辅助人员使用前认真阅读用药查询系统中的"使用须知"。

熟知就医事项：建议运动员就医时由队医陪同，就诊时表明运动员身份，提醒医生使用的药品不能含有兴奋剂成分。队医必须对医生使用的药物进行审查，并保留所有医疗记录。不得使用非队内医生提供、成分或来源不明的药品。运动队采购使用药品要建立详细的出入库登记领用制度，每一粒药都要有来源、有去处，确保可追踪、可溯源。未确定兴奋剂受控状态的药品、未带有国药准字号的药品请运动员谨慎使用。

运动员因治疗目的确需使用禁用物质或方法时，应当先判断所用药物或方法是否确属违禁。如果含有禁用物质或方法，并且项目、使用途径和范围[赛内和(或)赛外]等均符合禁用规则，需要及时申请治疗用药豁免。申请治疗用药豁免权时运动员首先向国家体育总局反兴奋剂中心治疗用药豁免委员会提交病历和用药豁免申请书，详细标明个人信息，医生诊断结果，医疗检查情况，药名，禁用成分，服用剂量，服用方式，服用频次，计划使用时间，医生关于"完全出于治疗目的使用上述药物，如果使用不含禁用物质的药物进行替代治疗，将不利于病情恢复"的声明，标明日期的医生签名，标明日期的运动员的豁免申请、运动员签字、标明日期的运动员父母或其他监护人签字和单位意见等，治疗用药豁免委员会依据相关工作流程批准通过并进行备案后，运动员才可以使用禁用药物和治疗方法。如果提出了申请并获得批准，即使检测结果是申请类物质阳性，也不会受到处罚（详细情况参见第六章）。

三、 风险识别与精准防控

（一） 正确认知营养品

国际奥委会、世界反兴奋剂机构、国际兴奋剂检查机构、中国反兴奋剂中心均对营养品提出过相关的指导意见。

1. 国际奥委会

除非特殊情况，否则强烈建议运动员不要使用营养品。

2. 世界反兴奋剂机构

运动员应当注意，他们应对服用营养品的风险自负。

3. 国际兴奋剂检查机构

使用营养品是有风险的，因为不能保证营养品不含禁用物质。

4. 中国反兴奋剂中心

加强营养品的采购、使用和管理，参照每年度《国家队集中采购营养食品入围采购目录》和反兴奋剂中心公布的每年度的营养品检测信息公告，严格审核营养品的兴奋剂检测报告。

避免使用能够迅速增强肌肉、减肥和具有“增强性”功能的产品。谨慎使用任何非简单食用或吞服的产品，如皮肤贴片、乳膏、注射剂和滴剂，特别是在吞咽之前还有额外步骤的营养品；避免使用中草药、中成药和含有中草药提取物的营养品，不私自使用中草药熬制汤药。

针对营养品盛行的情况，世界反兴奋剂机构曾经公开声明：我们认为优秀运动员能够并且应该通过健康和平衡的配餐来补充高负荷运动训练所需要的营养。目前，还没有确切的科学证据表明，服用营养品可以给优秀的运动员带来明显的益处。如果运动员选择使用营养品，一定要小心谨慎，必须请队医等熟悉《禁用清单》和反兴奋剂有关规定的专业人员根据自身身体状况、训练安排、项目特点等多方面考虑选择确定不含有兴奋剂成分的运动营养品并注意服用的时间与剂量。运动员必须增强对反兴奋剂知识的了解，确保对进入自己身体的物质负责。

学会识别标签上或广告中的违禁物质，特别是声称具有与禁用物质或处方药相同好处的产品；具有治疗疾病或预防作用的产品和成分包括化学名称或植物提取物等产品；声称世界反兴奋剂机构或反兴奋剂中心认可或批准不含禁用物质的营养品。严禁私自接受、购买或者网购营养品（含减肥产品），特别是仅在网上销售的产品。

（二）专人管理营养品

建立严格的采购入库和使用出库制度，集中统一管理，按次按人分发，登记签字领用，严禁运动员及相关人员私自携带保存。发放时应告知该营养品功效和作用，运动员根据自身情况决定是否使用。

【反兴奋剂案例分析】

● 案例 1：私自外出就餐和点外卖

2019 年，在反兴奋剂中心实施的赛内兴奋剂检查中，男子自行车（场地耐力）运动员 Y 的 A 样本尿样检测呈蛋白同化制剂（克仑特罗）非典型性结果，浓度小于 5 ng/mL。调查表明，Y个人饮食偏好肉食。检查前两周，Y外出就餐或点外卖共计6次，食用了大量肉食品。事后，运动员管理单位收集12份菜品，将其中3份送至国家体育总局食品药品兴奋剂检测重点实验室进行了检测，均检出了克仑特罗。虽然综合考虑尿样克仑特罗浓度、运动员的饮食情况、肉食品检测结果等相关证据后，基本可以排除Y故意使用克仑特罗的可能性，但是Y作为一名经常接受反兴奋剂教育的专业运动员，在日常生活中并未严格防范肉食品的兴奋剂风险，多次外出就餐和点外卖，食用不安全的肉食品，防范兴奋剂的意识和能力还需要提高。运动员管理单位给予Y通报批评，并负担肉食品检测相关费用和暂停伙食供应6个月。

● 案例2：私自使用减肥产品

2019年，在反兴奋剂中心实施的赛内兴奋剂检查中，女子羽毛球运动员C的A样本尿样检测结果呈利尿剂（氢氯噻嗪及其代谢物）阳性。调查表明，C训练期间，因为明显发胖，急于减轻体重，通过微商代购了韩国产的减肥药物（无名称、无正规包装、无任何生产标识），在参加全国比赛期间私自服用。事后，在C使用的两种减肥药物中均检出高浓度的氢氯噻嗪成分。中国羽毛球协会取消C和其代表省市全国羽毛球团体锦标赛比赛成绩；给予C禁赛1年，并负担10例兴奋剂检测费用的处罚；给予C的教练员Z禁赛6个月，负担5例兴奋剂检测费用的处罚；给予C管理单位警告，负担10例兴奋剂检测费用的处罚。

● 案例3：私自购买使用营养品

2018年，在反兴奋剂中心实施的赛内兴奋剂检查中，男子蹼泳运动员W的A样本尿样检测结果呈特定刺激剂（辛胺醇）阳性。调查表明，在接受兴奋剂检查前，运动员W为了提高训练状态，私自购买使用了名为“MANSPORTS”男士运动游戏氮泵的产品。并且，因担心私自购买使用此产品被队伍发现后挨批评，未在检查记录单中列出此产品。事后，反兴奋剂中心对该产品进行检测，并从中检出辛胺醇成分。中国滑水潜水摩托艇运动联合会给予W禁赛1年，并负担10例兴奋剂检测费用的处罚；给予W主管教练员X警告，并负担5例兴奋剂检测费用的处罚；给予运动员管理单位警告，并负担10例兴奋剂检测费用的处罚。

【反兴奋剂数据分析】

在运动员的样本中，发现禁用物质、其代谢物或标志物的，为检测结果阳性，构成兴奋剂违规。在运动员的样本中发现任何达到报告数量的禁用物质、其代谢物或标志物都将构成兴奋剂违规，在禁用清单或技术文件中明确规定了判定限的物质除外。

禁用清单、国际标准或技术文件可以对报告或评估某些禁用物质制定特殊的评定标准。详见表4-1。

表 4-1　世界反兴奋剂机构各禁用物质及方法类别检出阳性例数及所占比率(所有运动)

		2012 年		2013 年		2014 年		2015 年	
		阳性例数	%*	阳性例数	%*	阳性例数	%*	阳性例数	%*
S1	蛋白同化制剂	2 279	50.6	3 320	63.0	1 479	48.0	1 728	50.0
S6	刺激剂	697	15.5	530	10.0	474	15.0	528	15.0
S5	利尿剂和掩蔽剂	322	7.2	393	7.5	389	13.0	428	12.0
S4	激素及代谢调节剂	74	1.6	93	1.8	145	5.0	152	4.0
S9	糖皮质激素	365	8.1	330	6.3	252	8.0	215	6.0
S3	β_2 受体激动剂	131	2.9	138	2.6	122	4.0	115	3.0
S8	大麻(酚)类	406	9.0	188	3.6	73	2.0	127	4.0
S2	肽类激素、生长因子及相关物质和模拟物	181	4.0	202	3.8	91	3.0	98	3.0
S7	麻醉剂	26	0.6	43	0.8	26	0.8	21	1.0
P1	β受体阻滞剂	13	0.3	25	0.5	25	0.8	19	1.0
M1	篡改血液和血液成分			1	0.02				
M2	化学和物理篡改	1	0.02			3	0.1	1	0.03
		2016 年		2017 年		2018 年		2019 年	
		阳性例数	%*	阳性例数	%*	阳性例数	%*	阳性例数	%*
S1	蛋白同化制剂	1 804	43.0	1 813	44.0	1 823	44.0	1 825	44.0
S6	刺激剂	568	13.0	577	14.0	605	15.0	611	15.0
S5	利尿剂和掩蔽剂	499	12.0	614	15.0	589	14.0	677	16.0
S4	激素及代谢调节剂	721	17.0	321	8.0	350	9.0	362	9.0
S9	糖皮质激素	184	4.0	224	5.0	284	7.0	230	6.0
S3	β_2 受体激动剂	172	4.0	157	4.0	164	4.0	153	4.0
S8	大麻(酚)类	110	3.0	154	4.0	141	3.0	130	3.0
S2	肽类激素、生长因子及相关物质和模拟物	109	3.0	130	3.0	115	3.0	138	3.0
S7	麻醉剂	49	1.0	73	2.0	24	1.0	30	1.0
P1	β受体阻滞剂	14	0.3	12	0.3	18	0.4	20	0.5
M1	篡改血液和血液成分					3	0.1	2	0.05
M2	化学和物理篡改	4	0.1	1	0.02	1	0.02	2	0.05

*在所有反兴奋剂运行管理系统报告的调查结果中占比。

数据来源:世界反兴奋剂机构官网。

中国反兴奋剂中心应当每年公布全面反映其兴奋剂管制活动的统计报告,并向世界反兴奋剂机构提交一项副本。中国反兴奋剂中心2020年兴奋剂违规运动项目分布情况、中国反兴奋剂中心2020年兴奋剂违规禁用物质检出情况详见表4-2、表4-3。

表4-2 中国反兴奋剂中心2020年兴奋剂违规运动项目分布情况

运动项目	阳性数量(例)	运动项目	阳性数量(例)
田径	6	举重	1
健美	4	皮划艇	1
自行车	4	拳击	1
滑雪	2	赛艇	1
足球	2	摔跤	1

表4-3 中国反兴奋剂中心2020年兴奋剂违规禁用物质检出情况

禁用物质	包含	数量(例)
S1 蛋白同化制剂	类固醇	9
	克伦特罗	1
S2 肽类激素、生长因子、相关物质和模拟物	外源性促红细胞生成素	7
S4 激素和代谢调节剂	阿那罗唑	2
	他莫昔芬	1
S5 利尿剂和掩蔽剂	呋塞米	4
	氢氯噻嗪	3
	氯噻嗪	1
	托拉塞米	1
	坎利酮	2
S7 麻醉剂	羟考酮	1

注:3例阳性同时涉及2类及以上禁用物质,7例阳性同时涉及2种及以上禁用物质。
数据来源:中国反兴奋剂中心官网。

主要参考文献

中国反兴奋剂中心.2021.三品兴奋剂风险防控指南[EB/OL].(2021-08-01)[2022-07-18]. https://www.chinada.cn/contents/112/4299.html.

国家体育总局反兴奋剂中心,2021.三品兴奋剂风险防控指南[M].

李笑曼,臧明伍,王守伟,等,2019.国内外食源性兴奋剂误服事件分析与法规标准现状[J].食品科学,40(21):280-287.

刘东,李娟,2022.医疗机构含兴奋剂药品管理[M].北京:人民卫生出版社.

中国反兴奋剂中心,2021.反兴奋剂中心关于印发世界反兴奋剂机构《2022年禁用清单国际标准》中文稿的通知[EB/OL].(2021-12-13)[2022-01-26]. https://www.sport.gov.cn/

fxfjzx/n5555/c23809435/content. html.

国家体育总局反兴奋剂中心，2019. 反兴奋剂知识问答[M]. 北京：人民体育出版社.

Brzezianska E，Domańska D，Jegier A，2014. Gene doping in sport-perspectives and risks [J]. Biol Sport，31(04)：251-259.

Cadwallader A B，de la Torre X，Tieri A，et al.，2010. The abuse of diuretics as performance-enhancing drugs and masking agents in sport doping：pharmacology，toxicology and analysis[J]. Br J Pharmacol，161(01)：1-16.

Davis E，Loiacono R，Summers R J，2008. The rush to adrenaline：drugs in sport acting on the beta-adrenergic system[J]. Br J Pharmacol，154(03)：584-597.

Harridge S D，Velloso C P，2009. IGF-I and GH：potential use in gene doping[J]. Growth Hormone & Igf Research，19(04)：378-382.

Kicman A T，2008. Pharmacology of anabolic steroids[J]. British Journal of Pharmacology，154 (03)：502-521.

Mottram D R，2005. Drugs in sport[M]. 4th ed. London：Routledge.

Neuberger E W I，Jurkiewicz M，Moser D A，et al.，2012. Detection of EPO gene doping in blood[J]. Drug testing and analysis，4(11/12)：859-869.

Oliveira R S，Collares T F，Smith K R，et al.，2011. The use of genes for performance enhancement：doping or therapy? [J]. Braz J Med Biol Res，44(12)：1194-1201.

Papadimitriou I D，Lucia A，Pitsiladis Y P，et al.，2016. ACTN3 R577X and ACE I/D gene variants influence performance in elite sprinters：a multi-cohort study[J]. BMC Genomics，17(01)：285.

Timmermans S，Souffriau J，Libert C，2019. A general introduction to glucocorticoid biology[J]. Front Immunol，4(10)：1545.

World Anti-Doping Agency，2021. WADA publishes Stakeholder Notices regarding potential contamination cases related to meat and diuretics[EB/OL]. (2021-06-01) [2022-07-08] https://www. wada-ama. org/en/news/wada-publishes-stakeholder-notices-regarding-potential-contamination-cases-related-meat-and.

第五章 兴奋剂的检查与检测

世界体育界公认，反兴奋剂领域是体育科技高度密集领域。科技是反兴奋剂工作整体发展的重要基础。科技力量主要体现在兴奋剂检查与检测环节。通过科技创新，持续提高检查与检测水平，切实维护公平公正的体育精神，对兴奋剂违规保持强大震慑力，并为有力惩戒奠定基础。

【知识拓展】

2022 年 1 月 6 日《人民日报》报道了《习近平在北京考察 2022 年冬奥会、冬季残奥会筹办备赛工作时强调　坚定信心再接再厉抓好各项筹备工作　确保北京冬奥会冬残奥会圆满成功　韩正陪同考察》。

习近平强调，当今世界，科技在竞技体育中的作用越来越突出。建设体育强国，必须实现高水平的体育科技自立自强。要综合多学科、跨学科的力量，统筹推进技术研发和技术转化，为我国竞技体育实现更大突破提供有力支撑。

第一节 兴奋剂检查

一、兴奋剂检查机构

兴奋剂检查机构是对其管辖的运动员实施兴奋剂检查的反兴奋剂组织（anti-doping

organization，ADO）（如各个国家和地区的反兴奋剂组织）。检查机构可以授权第三方，第三方根据授权及其规则实施检查，此类授权应记录在案。授权检查的反兴奋剂组织属于检查机构，并依照《世界反兴奋剂条例》承担最终责任，以确保受委托的第三方在实施检查时遵守《检查和调查国际标准》（*International Standard for Testing and Investigations*，ISTI）。

自 2018 年以来，除各国家和地区的反兴奋剂组织以外，还有国际兴奋剂检查机构，越来越多的国际单项体育联合会将其反兴奋剂计划完全或部分委托给国际兴奋剂检查机构。截至目前，委托的国际单项体育联合会已达 50 个，包括国际乒乓球联合会、国际拳击协会（业余）及国际柔道联合会、国际手球联合会、国际体操联合会、国际举重联合会等。此外，国际兴奋剂检查机构还承担 2018 年夏季青年奥运会、2019 年世界冬季大学生运动会、2020 年冬季青年奥运会、2020 年东京奥运会和 2022 年北京冬奥会的兴奋剂检查项目。

（一）国际兴奋剂检查机构承担 2020 年东京奥运会和 2022 年北京冬奥会的兴奋剂检查工作情况

2020 年东京奥运会是国际奥委会第一次将其在奥运会期间所有的兴奋剂检测工作委托给独立机构即国际兴奋剂检查机构。从奥运村开村到闭幕式，总共收集了 6 200 份赛内外的尿样和血样。这些样本是对 4 255 名运动员进行的 5 000 多次检查的样本，这意味着超过 1/3 的参赛运动员至少接受了一次兴奋剂检查。参赛方中，对来自俄罗斯奥委会、中国、美国、英国和澳大利亚的运动员检查的数量最多（图 5-1）。田径、水上运动、自行车、赛艇和举重是接受兴奋剂检查较多的项目。大约 2/3 在赛内进行，1/3 在赛外进行。

样本	总数（份）	6 200
	赛外占比	34.6%
	赛内占比	65.4%
受检查运动员人数（人）		4 255
受检查运动员占参加东京奥运会总人数比例		36.5%
覆盖参赛国家数量（个）		171

前 10 名 经过检查的国家奥委会	按授权规模排名	前 10 名 经过检查项目
USA	ROC	田径
CHN	CHN	水上运动
AUS	USA	自行车
ROC	GBR	赛艇
GBR	AUS	举重
ITA	ITA	皮划艇
JPN	FRA	摔跤
CAN	CAN	拳击
FRA	GER	柔道
ESP	JPN	体操

图 5-1　2020 年东京奥运会兴奋剂检查情况

数据来源：国际兴奋剂检查机构、世界反兴奋剂机构官网

USA，美国；CHN，中国；AUS，澳大利亚；ROC，俄罗斯奥委会；GBR，英国；ITA，意大利；JPN，日本；CAN，加拿大；FRA，法国；ESP，西班牙；GER，德国

2022 年北京冬奥会中，国际兴奋剂检查机构代表国际奥委会负责冬奥会反兴奋剂工作。

大约有150名中国和国际兴奋剂检查官，他们均获得了国际兴奋剂检查机构的国际兴奋剂检查官（international doping control officer，IDCO）认证。从1月27日奥运村正式开放之日的赛外检查开始，到2月20日比赛结束，共采集了3 000多份样本，兴奋剂检查官团队进行了大量艰苦的工作。

（二）中国反兴奋剂中心检查处工作情况

中国反兴奋剂中心检查处的工作有：①参与研究制定国家反兴奋剂的发展规划、规则和相关程序、标准；②参与制定《兴奋剂目录》；③组织实施兴奋剂检查和检测，对检查结果进行管理；④组织实施对兴奋剂违规事件的调查及听证；⑤开展食品、药品兴奋剂检测；⑥组织开展反兴奋剂教育、培训、科研、咨询和国际交流等活动；⑦监督各级各类体育组织开展反兴奋剂工作；⑧负责兴奋剂检测实验室的建设和管理，并支持实验室按照国际国内标准独立开展检测工作。

二、 兴奋剂检查工作流程

《世界反兴奋剂条例》规定，《检查和调查国际标准》是具有强制性的国际标准，是世界反兴奋剂体系的组成部分。主要包括制订有效的检查计划、通知运动员、完成样本采集环节的准备工作、实施样本采集环节、完成安全措施及检查后的管理工作及传送样本和文件等内容。

兴奋剂检查主要工作流程分为以下几个。

1. 通知运动员

除特殊情况外，兴奋剂检查官采用事先无通知的检查方法。运动员是第一个接到通知，知道自己被选中接受样本采集的人；运动员应随时随地接受对其有兴奋剂检查权的反兴奋剂组织要求的兴奋剂检查；兴奋剂检查官应有样本采集机构提供的官方证明文件，证明有权对运动员收取样本，有关单位和人员应当予以配合，不得拒绝、阻挠。

2. 到兴奋剂检查站报到

运动员在收到通知后应尽快到检查站报到；在合理情况下，如参加颁奖仪式、完成媒体访问、参加后续比赛、放松运动、接受必要的医学治疗、寻找一名代表和（或）翻译、寻找带有照片的身份证明，运动员可以请求延迟报到，前提是在兴奋剂检查官/陪护员的陪护下。

3. 在兴奋剂检查站候检

运动员应遵守候检室内的纪律，禁止吸烟、拍照、录像和大声喧哗；运动员可以饮用检查站提供的矿泉水、饮料，但禁止过量饮水。

4. 样本准备

接受尿样检查时至少需要提供90 mL的尿样（红细胞生成素检查不少于130 mL），如果不够，需要启动部分尿样程序，即再次留样时，要开启一套新的样本瓶，并与第一次的尿样混合，直到尿量足够。当运动员认为自己已经准备好了时应向兴奋剂检查官示意。

5. 监督排尿

运动员在清水洗手后从至少三个取样杯中挑选一个；在提供尿样时，运动员应配合将自己的衣物调整到合适的位置，把上衣掀到胸部以上，裤子脱到膝盖以下，袖子卷到肘部以上；运动员不能阻挡兴奋剂检查官的视线。

6. 挑选样本瓶

运动员从至少三套密封的样本瓶中挑选一套，并检查样本瓶包装是否完整。

7. 封装样本

将提供的尿液分装在两个样本瓶中，保证A瓶尿量达到60 mL和B瓶尿量达到30 mL；将两个样本瓶密封完好。兴奋剂检查官在记录单上注明部分样品编号和密封时间，并将密封好的部分样品保存在带锁的冰箱内。如果是赛外检查，收样地点不具备条件时，则由检查官和运动员共同看管。

8. 测量尿比重

样本瓶密封好了之后，将取样杯中剩余的尿液滴在比重仪棱镜部分，静置30 s后进行尿比重检测；当尿量不足150 mL且尿比重不足1.005或尿量不少于150 mL且尿比重不足1.003时，运动员需要在1 h后再次提供一份新的尿样。

9. 血检

根据血检类型的不同，运动员应在训练或比赛后一段时间接受检查；且运动员在提供样本前10 min内保持双脚落地的正常坐姿。所有样品应被送交经世界反兴奋剂机构认可的兴奋剂检测实验室，具有兴奋剂检测资质的实验室可以依照《实验室国际标准》(*International Standard for Laboratories*, ISL)检测样本，报告检测结果。

三、兴奋剂检查官

兴奋剂检查官(doping control officer, DCO)需要经由反兴奋剂组织的培训和授权，负责样本采集的现场管理。根据世界反兴奋剂机构相关规定，兴奋剂检查官应具备以下工作素养：

(1) 至少达到其所在国家/地区的法定成年年龄(即非未成年人)。参加个人或小组培训课程且已获得认证。

(2) 具有使用本国语言进行有效沟通的能力，并且最好具备用英语交流的能力。

(3) 能够遵循指示。

(4) 能够在苛刻条件下完成工作。

(5) 能够快速有效地解决问题。

(6) 充分了解国内和国际体育界。

(7) 能够以尊重的态度和专业的技术完成工作。

(8) 能够维护机密信息。

(9) 能够敏感感知运动员的情绪。

(10) 能够在规定的时间内完成规定的任务。

(11) 最好拥有有效的驾驶执照和自己的车辆。

(12) 将任何可能的利益冲突告知反兴奋剂组织,包括但不限于正在受检的运动项目或可能被检查的运动员。

(13) 拥有对其他样本采集人员进行兴奋剂检测程序培训的兴趣和能力。

(14) 拥有对运动员进行兴奋剂检测程序教育的能力和兴趣。

兴奋剂检查官负责样本收集过程中的所有步骤。在结果管理过程中可能会审查兴奋剂检查官对样本收集过程的管理。因此,兴奋剂检查官要保证正确完成样本收集程序,必须确保已记录任何可能影响样品采集过程的事件,并立即通知反兴奋剂组织。必须正确执行样本收集程序,记录所做的样本收集步骤。

(一) 兴奋剂检查官招募与培训

中国反兴奋剂中心负责管理兴奋剂检查官,包括兴奋剂检查官的招募、培训、派遣、监督、考核、资格认证、级别评定和奖惩工作。反兴奋剂中心可授权各省、市、区体育局反兴奋剂工作管理部门或其他相关单位(以下简称授权管理单位)实施兴奋剂检查官的管理工作,但仅限于兴奋剂检查官的招募、培训、派遣、监督和奖惩。反兴奋剂中心可依据检测任务,根据实际需要招募兴奋剂检查官。兴奋剂检查官的招募渠道包括组织推荐、个人推荐、自荐、面向社会公开招聘等。

招募人员应符合以下条件:

(1) 中国公民,身体状况良好,年龄 25~45 岁。

(2) 遵纪守法,公正廉洁,责任心强,服从管理,吃苦耐劳,具有良好的团队协作和纪律意识。

(3) 具有大专及以上学历(非在读学生),大学英语考试六级及以上,口语流利,具有一定的英文写作能力。

(4) 具有良好的沟通技能、心理素质和紧急情况处理能力。

(5) 有充分时间可接受工作委派,实习期间(通过招募培训后 3 个月)可完成 4 次检测任务,每年能够完成 6 次以上检测任务(每次任务时间 3~5 天)。

(6) 医生、护士可优先考虑。

招募单位根据上述条件审核报名人员资质,并根据招募培训考试结果确认录用人员。反兴奋剂中心负责实施培训，包括招募培训、日常培训、大型赛事培训和级别培训。培训内容包括：①反兴奋剂相关法律法规和工作标准；②反兴奋剂基础知识以及其他相关知识；③兴奋剂检查官职业道德、行为规范；④兴奋剂检查程序和标准；兴奋剂检查应急预案。

国际兴奋剂检查官是指目前在地方或国家层面工作的现有的受过培训的 DCO 获得先进的国家检查机构（international testing agency，ITA）的认证，使他们成为专业运营和世界反兴奋剂条例合规方面值得信赖的专家，在国际锦标赛、奥运会和其他重大赛事等国际体育赛事中提供赛内和赛外检查计划。

2020 年 7 月，国际兴奋剂检查机构启动了国际兴奋剂检查官的培训和认证计划，使现有的国家级兴奋剂检查官能够获得先进的专业知识，使他们能够在奥运会等顶级国际赛事中工作。

国际兴奋剂检查官招募应符合以下条件：

（1）之前在所在国家的反兴奋剂组织中完成了兴奋剂检查官培训项目。

（2）在过去 12 个月内至少完成 6 次检测任务。

（3）有检测国际级运动员的经验。

（4）报名时年满 21 岁。

（5）熟练掌握英语（包括口语和书面语）。

（6）必须没有犯罪记录或违反反兴奋剂规则的行为。

（二）兴奋剂检查官工作纪律与考核

中国反兴奋剂中心可根据检测计划，并结合兴奋剂检查官具体情况实施派遣。派遣工作遵循回避原则，兴奋剂检查官不得对与本人利益相关的运动员及运动项目实施兴奋剂检测，有利益相关的兴奋剂检查官不得执行同一批次检测任务。每次兴奋剂检测任务至少派遣两人，其中至少一人与受检运动员同性别，并指定一人作为负责兴奋剂检查官。

1. 兴奋剂检查官应遵守以下保密记录

（1）不得泄露兴奋剂检测相关信息。

（2）不得泄露受检运动员的个人信息。

（3）未经授权不得接受媒体采访。

2. 兴奋剂检查官应遵守以下廉洁纪律

（1）不得接受受检方任何形式的贿赂。

（2）不得在兴奋剂检测工作中为他人谋取利益或承诺为他人谋取利益。

（3）应遵守财务制度，不得将兴奋剂检测经费用于非工作途径。

（4）执行兴奋剂检测任务期间不得携带亲属及无关人员。

3. 兴奋剂检查官应遵守以下工作纪律

（1）执行兴奋剂检测任务期间不得饮酒，样本采集场所不得吸烟。

（2）兴奋剂检查官在执行兴奋剂检测任务期间不得与运动员合影、索要签名。

（3）兴奋剂检查官应团结协作。服从工作安排，不得挑选检查地点、检查项目及同行兴奋剂检查官。

（4）兴奋剂检查官不得有其他违规违纪行为。

中国反兴奋剂中心每年对兴奋剂检查官实施统一考核，并公布考核结果。考核内容包括兴奋剂检查官职业操守、工作态度、业务能力、全年完成兴奋剂检测任务情况、出差申报情况、查出兴奋剂违规的情况、提供信息和情报情况、违规情况、出错情况等。考核结果作为资格认证、级别评定和奖惩的依据。中国反兴奋剂中心对兴奋剂检查官实施监督，监督内容包括以下方面：

（1）是否按程序和标准实施兴奋剂检测。

（2）是否按照计划和要求实施兴奋剂检测。

（3）是否遵守工作纪律。

（4）有无其他违规情况。

中国反兴奋剂中心对因工作失误、失职、违规违纪而造成错误或不良影响的兴奋剂检查官，视情节及后果分别给予诫勉谈话、通报批评、停职检查、取消兴奋剂检查官资格的处罚；兴奋剂检查官索取、收受被检查对象财物构成犯罪的，将移交司法机关查处。

中国反兴奋剂中心每年对兴奋剂检查官实施资格认证，对获得资格人员颁发兴奋剂检查官证件。年度考核合格以上的兴奋剂检查官可获得兴奋剂检查官资格和证件。年度未参加兴奋剂检测工作的兴奋剂检查官，必须接受培训后方可继续担任兴奋剂检查官。以下情况者不可继续担任兴奋剂检查官：

（1）年度考核不合格。

（2）受到取消检查官资格处罚。

（三）兴奋剂检查官等级要求

兴奋剂检查官实行级别管理，分为实习检查官、初级检查官、中级检查官、高级检查官。

1. 实习检查官

掌握兴奋剂检测程序，能够胜任兴奋剂检测工作，并且通过招募培训考试的人员可成为实习检查官，实习期为三个月。

2. 初级检查官

了解反兴奋剂相关规定，熟练掌握兴奋剂检测工作，实习期内完成规定次数兴奋剂检测任务，并且通过实习期考核的人员可成为初级检查官。

3. 中级检查官

担任初级检查官一年以上，业务能力较强，具备良好的组织和沟通能力，可组织实施赛内、赛外检测工作任务，并且通过中级检查官级别评定考试的人员可以成为中级检查官。

4. 高级检查官

担任中级检查官四年以上，熟练掌握反兴奋剂相关规定，责任心强，业务能力突出，组织、沟通能力优秀，可胜任大型赛事场馆兴奋剂检查团队负责人，并且通过高级检查官级别评定考试的人员可成为高级检查官。

第二节 兴奋剂检测

一、兴奋剂检测实验室

兴奋剂检测实验室需要遵守 WADA 发布的《实验室国际标准》的程序规定，通过考核及现场评估，最终获得《检测和校准实验室能力认可准则》和世界反兴奋剂机构认可。

截至 2022 年初，世界范围内，获得世界反兴奋剂机构认可的兴奋剂检测实验室共有 29 家。

1. 非洲

仅有 1 所兴奋剂检测实验室，即南非布隆方丹兴奋剂检测实验室（2024 年 3 月 4 日暂停认可）。

2. 美洲

共有 5 所兴奋剂检测实验室，分别为古巴哈瓦那反兴奋剂实验室、美国加州大学洛杉矶分校奥林匹克分析检测实验室、美国盐湖城运动医学研究和检测实验室、加拿大蒙特利尔实验室、巴西兴奋剂控制实验室。

3. 亚洲

区域内共有 6 所兴奋剂检测实验室，分别为泰国曼谷国家兴奋剂控制中心-分析科学和国家兴奋剂检测研究所、北京兴奋剂检测实验室、卡塔尔反兴奋剂实验室、印度国家兴奋剂检测实验室、韩国科学技术院兴奋剂控制中心、日本东京反兴奋剂实验室。

4. 欧洲

欧洲为兴奋剂检测实验室最多的大洲，共有 16 所兴奋剂检测实验室，分别是土耳其兴奋剂控制中心、西班牙巴塞罗那加泰罗尼亚反兴奋剂实验室、罗马尼亚布加勒斯特兴奋剂检测实验室、德国科隆体育大学生物化学研究所、德国克雷沙兴奋剂分析和运动生物化学研究所、比利时根特兴奋剂控制实验室、芬兰赫尔辛基兴奋剂控制实验室、瑞士沃多瓦大学和洛桑大学药物中心分析实验室、英国伦敦国王学院药物控制中心、西班牙马德里兴奋剂检测实验室、挪威奥斯陆兴奋剂控制实验室、法国巴黎反兴奋剂实验室、意大利罗马反兴奋剂实验室、奥地利塞伯斯多夫兴奋剂控制实验室、瑞典斯德哥尔摩卡罗林斯卡大学医院兴奋剂检测实验室、波兰华沙反兴奋剂实验室。

5. 大洋洲

仅有 1 所兴奋剂检测实验室，即澳大利亚运动药物检测实验室。

目前，美国、西班牙和德国同时拥有 2 所经过了世界反兴奋剂机构认证的兴奋剂检测实验室。

二、 兴奋剂检测流程与项目

按照《世界反兴奋剂条例》第 6.1 条规则："样本检测只能在经 WADA 认可的实验室或经 WADA 另行批准的实验室进行。只能由负责结果管理的反兴奋剂组织决定选择 WADA 认可或 WADA 批准的实验室进行样本检测。"实验室应当依照《实验室国际标准》检测样本并报告结果。

兴奋剂检测是一项难度很高，责任十分重大的工作。其难度表现在以下几个方面：

(1) 药物及其代谢物的种类多，变化大，禁用的药物以原型、一个或多个代谢产物的形式存在于人体体液中，需要检测的化合物多达几百种。除此以外，用药后的不同时间，这些化合物的浓度不断发生变化，直到排出体外。

(2) 药物在人体体液中的浓度常常是纳克或更低的水平，因此对检测的灵敏度要求很高。

(3) 需要对待测药物进行准确定性和定量，不能有丝毫疏漏和差错。

（一）常规检测流程

1. 样本接收和验收

实验室可接收已按要求采集、封存并运至实验室的样本，并应对收到的每个样本进行验收。A 样本被用以分析是否存在违禁药物，B 样本保存在实验室，以备需要时确认阳性结果。

2. 分样

如果样本不适合进行分析（例如，样本体积不足；样本容器未正确密封或已损坏；样本的完整性已受到破坏；样本受到严重污染，A 样本或 B 样本丢失），实验室应通知并寻求检查机构的授权，以拆分另一个样本容器（A 或 B，如适用），前提是该容器已妥善密封。如果检测机构决定不进行分样程序，则实验室应将样本报告为未分析，包括记录样本的异常及其原因。

分样的第一部分应视为 A 样本，并应用于初筛程序，除非已执行初筛程序，必要时应使用 A 样本执行确证程序。视为 B 样本的第二部分应重新密封并冷冻储存，以便执行 B 样本确证程序。对于常规的B样本开封，应按照规定打开、分样及重新密封剩余部分，通知运动员将在指定日期和时间打开他的样本，并告知运动员有机会亲自和（或）委托代表观察该过程。当运动员无法确定位置、没有回复或运动员和（或）其代表没有参加样本的开封和分样时，应在实验室指派的独立见证人在场的情况下执行该程序。

当分离程序涉及采集用于血清/血浆部分分析测试的血样时，应在实验室接收后尽快对密封的完整（A或B）样本进行离心，以获得血清或血浆部分。离心后的样本应按照既定的方案冷冻保存在密封的样本采集管中，直到可以进行样本开封/分样程序。应按照上述要求打开用于分离血清/血浆和重新密封剩余部分的样本。

（1）尿样：实验室应在样本适当均质化后，从尿样容器倾倒入第二个容器中，从而获得一份初始等份试样，该等份试样含有所有分析程序所需的足够样本体积。然后从第二个容器中取出分析测试程序所需的等份试样。

（2）血样：实验室处理和储存血样应遵循适用的技术文件、技术信函或实验室指南。对于血样，实验室应使用一次性移液管或带有一次性、不可重复使用移液吸头的移液管从血样容器中获取等份试样。仅对血浆/血清部分进行分析测试的血样（A和B），实验室应在接收样本后尽快离心，以获得血清或血浆部分；对全血细胞部分进行分析测试的样本：全血样本应冷藏，并应根据既定方案进行分析。取样分析后，样本应放回冷藏库。全血样本不得冷冻。

在任何情况下，实验室应采取适当措施确保样本的完整性。

3．检测

实验室应对反兴奋剂组织使用赛内或赛外分析测试项目采集的样本进行分析，以检测是否存在禁用物质或禁用方法。质谱与色谱分离（如气相色谱或液相色谱）相结合，是用于确认大多数禁用物质、禁用物质的代谢物或使用禁用物质或禁用方法的标志物的分析技术。生化法和其他分析方法也经常用于检测样本中的大分子。

（1）初筛：目的是获取有关潜在的禁用物质或禁用物质的代谢物，或使用禁用物质或禁用方法的标志物的信息，在A样本中进行。

（2）确证：目的是获得支持或不支持阳性结果或非典型结果的报告。

B样本确证程序只能在运动员或检测机构或结果管理机构提出要求时由实验室执行。检测机构或结果管理机构（如适用）应在实验室报告A样本阳性结果后15天内，以书面形式通知实验室是否应进行B样本确证程序。

4．结果管理

实验室需要向相关反兴奋剂组织和世界反兴奋剂机构报告所有检测结果。

反兴奋剂运行管理系统（the Anti-Doping Administration & Management System，ADAMS）是一个基于网络的数据库管理工具，用于数据的录入、储存、共享和报告，旨在构建一个安全、免费的网络系统，集中兴奋剂控制相关信息，如运动员行踪、检测历史、实验室检测结果、运动员生物护照、治疗用药豁免信息和反兴奋剂违规信息。

运动员、反兴奋剂组织及其代表、世界反兴奋剂机构认可的实验室和世界反兴奋剂机构批准的实验室可以通过反兴奋剂运行管理系统获取运动员生物护照，以支持他们日常的反兴奋剂工作。运动员可通过反兴奋剂运行管理系统提交行踪，申请治疗用药豁免。反兴奋剂组织可通过反兴奋剂运行管理系统对其管辖范围内的运动员进行管理，包括运动员的行踪信息、治疗用药豁免申请、检测计划的制订和实施以及对检测结果和运动员生物护照数据的管理分析。反兴奋剂运行管理系统对于实验室和运动员护照管理单位（Athlete Passport Management Units，APMU）报告和解释结果至关重要。反兴奋剂运行管理系统通过兴奋剂检查官中央应用程序促进了兴奋剂控制（样本收集）向无纸化方向发展，运动员通知表、兴奋剂控制表、监管链、样本收集过程中的异常情况及兴奋剂检查官员的报告均可上传至反兴奋剂运行管理系统中进行管理。

（二）检测样本类型与常规检测项目

1．生化检测

通过尿液检测促红细胞生成素及促红细胞生成素受体激动剂、人绒毛膜促性腺激素和黄体生成素；通过血液检测促红细胞生成素及促红细胞生成素受体激动剂、生物护照和生长激素。

2．气相质谱检测

通过尿液检测蛋白同化制剂类的大部分禁用物质和相关代谢物、激素及代谢调节剂类、刺激剂类的部分禁用物质。

3．液相质谱检测

通过尿液检测蛋白同化制剂类、肽类激素、β_2 受体激动剂类、激素及代谢调节剂类、利尿剂和掩蔽剂类、刺激剂类、麻醉剂类、大麻（酚）类、糖皮质激素类和 β 受体阻滞剂的大部分禁用物质和相关代谢物。

4．气相色谱-燃烧-同位素比质谱检测

通过尿液鉴定睾酮、表睾酮、雄酮、本胆烷醇酮、5α-雄烷-3α，17β-二醇、5β-雄烷-3α，17β-二醇等物质的来源。

三、兴奋剂检测方法

与兴奋剂违规相关的事实可以通过任何可靠的方法加以证明。通过对样本进行检测，对相关检测数据或兴奋剂管制信息进行分析，以发现《禁用清单》中确定的禁用物质和禁用方法，以及世界反兴奋剂机构可能要求检测的其他物质，或协助反兴奋剂组织记录运动员的尿液、血液或其他类型样本的相关参数，包括DNA或基因组图谱等。

现有的兴奋剂检测方法主要分为生化法和质谱法。

（一）生化法

生化法是指通过化学发光、免疫等手段对生物样本进行检测的方法，在医院临床化验、科学研究方面应用较为广泛。在反兴奋剂领域，生化法主要用于测定大分子类禁用物质，如促红细胞生成素、人绒毛膜促性腺激素、黄体生成素等。

1．生物护照

运动员生物护照是通过对特定的血液学参数（血液兴奋剂标志物）进行监控，建立一种个性化的血液学模型。实验室检测通过采集血液兴奋剂的标志物信息，运用血液学模型判定运动员是否使用了提高携氧能力（包括促红细胞生成制剂）的禁用物质或禁用方法，包括使用促红细胞生成制剂和任何方式的血液回输或篡改血液和血液成分等。

按照世界反兴奋剂机构的规定，运动员血液生物护照最终判定结果由反兴奋剂组织的结果管理部门掌握，实验室负责按照运动员血液生物护照的标准测试方法提供血液学的检测参数。

通过监控运动员生理指标，并对指标进行纵向比对，通过指标的波动来判断运动员是否使用了禁用物质或禁用方法。运动员生物护照技术不需要直接在运动员样本中检测出禁用物质，对于某些未知的禁用物质和禁用方法，目前未能建立检测禁用方法的技术或难以直接检测出的禁用物质，可以结合直接检测法来检测。

2．促红细胞生成素及促红细胞生成素受体激动剂

采用免疫纯化、电泳分离、免疫印迹、化学发光方法，对世界反兴奋剂机构禁用清单中的促红细胞生成素及促红细胞生成素受体激动剂进行检测，本方法可检测的样品包括尿液和血液，还可包括分离出的样本基质，如血清和血浆。

3．人绒毛膜促性腺激素和黄体生成素

在浓度高于定量上限的男性运动员尿液中发现α/β异二聚体表明该运动员可能服用了兴奋剂，因为α/β异二聚体是将人绒毛膜促性腺激素用于兴奋剂的一个指标。然而，尿人绒毛膜促性腺激素升高与病理有关，如睾丸癌患者尿人绒毛膜促性腺激素浓度也会升高，这也是检查员必须考虑到的情况。

黄体生成素是一种分子量为28 000 Da的糖蛋白，在下丘脑促性腺激素释放激素（gonadotropin-releasing hormone，GnRH）的控制下由垂体前叶嗜碱性粒细胞分泌。黄体生成素含有α和β两条多肽链。黄体生成素、促卵泡激素、促甲状腺激素和人绒毛膜促性腺激素的α链的生物化学性质是相同的，而这些物质的β链却有其独特的生物化学性质，这使

它们具有各自的生物活性、生物学和免疫学特性。对于女性，黄体生成素可刺激女性卵泡成熟和排卵，黄体生成素可使卵泡破裂，形成黄体并分泌雌激素和孕激素。对于男性，黄体生成素可刺激睾丸间质细胞合成和分泌睾酮。循环黄体生成素水平通过甾体激素对下丘脑的负反馈效应来控制。尽管黄体生成素在两性间的分泌不同，但其对两性正常性功能的维持都是必需的，黄体生成素呈脉冲式分泌，在整个参考范围内急剧波动。因而，一天内同一患者的样本所测值可能会有很大不同。黄体生成素的测定结果可反映下丘脑-垂体-性腺轴的状况。

（二）质谱法

质谱法是一种按照离子的质核比（m/z）大小对离子进行分离和测定的方法。准确测定物质的分子量、根据碎片特征进行化合物的结构分析，分析时首先将分子离子化，然后利用离子在电场或磁场中运动的性质，生成不同荷质比（质量-电荷比）的带电荷的离子，形成离子束，进入质量分析器，测量出离子质荷比，此即为质谱。

兴奋剂检测常用的质谱法有气相色谱-质谱联用、液相色谱-质谱联用和气相色谱-燃烧-同位素比质谱。

1．气相色谱-质谱法（gas chromatography-mass spectrometry，GC-MS）

气相色谱可有效地分离、分辨有机化合物，而质谱则是准确鉴定化合物的有效手段。两者结合构成的色谱-质谱联用技术，可以在计算机操控下，直接用气相色谱分离复杂的混合物样品，使其中的化合物逐个进入质谱仪的离子源，利用电子轰击或化学离子化等方法，使每个样品中所有的化合物都离子化。

由于气相色谱-质谱法具有分离效率高、对未知化合物的鉴定能力独特、灵敏度高等优点，目前在环境、文物保护、石化等领域广泛应用，主要用于分析非极性或低极性的挥发或半挥发性化合物。与多种前处理手段相结合，气相色谱-质谱法可以最大限度地排除基质干扰、富集目标物，实现痕量分析。

在兴奋剂领域，气相色谱-质谱法可用于100余种蛋白同化制剂类兴奋剂及其代谢产物定性初筛程序及确证程序，以及20余种内源性甾体兴奋剂（包含生物护照类固醇模块）的定量检测。其中，蛋白同化制剂及其他禁用物质检测方法以检测药物的原型和代谢物为主，酶解可以使尿中结合形式的被测物转变为游离形式；衍生化反应可以使被测物易于气化，适于气相色谱分析。

2．液相色谱-质谱法（liquid chromatography-mass spectroscopy，LC-MS）

液相色谱能够有效地将待测样品中的目标成分分离，而质谱能够对分离的有机物逐个分析，得到有机物分子量和浓度信息。液相色谱和质谱连接，可以增加额外的分析能力，能够准确鉴定和定量样本基质中的微量化合物。强大的电喷雾电离技术、大气压化学电离技术等多种离子化技术进一步丰富了液相色谱-质谱法的应用范围，目前在有机物合成、药品治疗控制、代谢分析、蛋白质分析等领域应用广泛，主要用于分析极性或中等极性的化合物，对分析热不稳定和高沸点化合物有较大的优势。

液相色谱-质谱法以高灵敏度、高准确度、易于自动化等特点，成为主要的兴奋剂检测技术之一。液相色谱-质谱法可检测兴奋剂的种类有290余种，包括β_2受体激动剂、激素及代谢调节剂、利尿剂和掩蔽剂、刺激剂、糖皮质激素和β受体阻滞剂等大部分禁用物质。其中，小分子类及其代谢物检测方法以检测药物原型和Ⅱ相代谢物为主。

3. 气相色谱-燃烧-同位素比质谱

气相色谱(gas chromatography，GC)-燃烧(combustion)-同位素比质谱(isotope ratio mass spectrometry，IRMS)继承了气相色谱分离效率高、鉴别能力强、灵敏度高的优点，通过气相色谱实现单个化合物的分离，分离后的物质进入燃烧炉氧化成二氧化碳气体，二氧化碳气体再导入同位素质谱仪，同位素比质谱能够测定目标物^{12}C和^{13}C的比值，从而判断有机物的来源。该项技术在目标物溯源方面具有先天优势，在农业、医学、环境等方面应用广泛。

在兴奋剂检测中，气相色谱-燃烧-同位素比质谱可通过计算待测样本中目标物的同位素比值，判断目标物是内源产生的还是外源性禁用物质。

【知识拓展】　检测新技术——干血点技术

干血点技术是医疗上的一种血样处理方式，是采集指尖、耳垂或脚跟等部位极少量血样并将其保存在滤纸上，干燥后再用于临床疾病筛查、药理研究、药物代谢研究的技术统称。此技术于1963年由美国微生物学家罗伯特·格思里(Robert Guthrie)发明，起初是一种筛查以智力低下、发育迟缓为临床特征的苯丙酮尿症的手段。2011年，德国科隆实验室尝试将干血点技术用于反兴奋剂领域。据文献报道，干血点技术可以检测刺激剂、麻醉剂、肽类激素、β_2受体激动剂、利尿剂、代谢调节剂等，未来还可能用于DNA检测以及运动员生物护照检测等方面。干血点兴奋剂检测技术是国际奥委会、世界反兴奋剂机构、国际兴奋剂检查机构和中国反兴奋剂中心等组织和机构共同发起的一项创新性、革命性的反兴奋剂技术。

干血点兴奋剂检测技术的优点是创伤小、成本低廉、采样简单、运输便捷、稳定性高、储存空间小、对运动员友好和样本采集人员无性别限制等。作为兴奋剂检查、检测的一种新手段、新技术，干血点兴奋剂检测技术可以开展更大规模、更大覆盖面的检测，而且其具有当前尿检、血检手段不具备的一些优势，作为对现有的尿检和血检的补充以进一步提升查出率和威慑力，更有力地打击兴奋剂使用者。

干血点兴奋剂检测技术是我国首次全方位参与的一项创新性兴奋剂检测项目。2021年5月，世界反兴奋剂机构发布干血点兴奋剂检测技术相关文件；同月，国家兴奋剂检测实验室(北京体育大学国家反兴奋剂实验室)“干血点中蛋白同化制剂类物质检测方法”通过了中国合格评定国家认可委员会(China National Accreditation Service for Conformity

Assessment，CNAS)评审，这标志着我国已可以正式开展干血点兴奋剂检测工作。世界反兴奋剂机构在东京奥运会开展了干血点兴奋剂试点检测，在2022年北京冬奥会期间也全面开展了干血点兴奋剂检测工作。

主要参考文献

国家体育总局科教司，2014. 体育运动学校学生反兴奋剂读本[M]. 北京：人民体育出版社.

国家体育总局科教司，2018. 高等院校体育专业学生反兴奋剂读本[M]. 北京：人民体育出版社.

新华社，2022. 反兴奋剂中心主任：中国代表团反兴奋剂工作要确保“万无一失”[EB/OL]. (2022-01-31)[2022-02-09]. http://sports.news.cn/c/2022-01/31/c_1211549640.htm.

新华社，2022. 揭秘中国参与研发反兴奋剂新技术：干血点检查检测[EB/OL]. (2022-02-23)[2022-07-08]. http://www.xinhuanet.com/politics/2022-02/23/c_1128408609.htm.

中国奥委会反兴剂委员会，2007. 教练员反兴奋剂知识读本[M]. 北京：北京体育大学出版社.

中国反兴奋剂中心，2021. 2020年检查数据情况公布[EB/OL]. (2021-02-26)[2022-08-15]. https://www.chinada.cn/contents/10/2607.html.

中国反兴奋剂中心，2022. 兴奋剂检测中心召开北京冬奥会工作总结会[EB/OL]. (2022-02-25)[2022-02-27]. https://www.chinada.cn/contents/6/3507.html.

International Testing Agency, 2021. Testing beyond Beijing-the ITA prompts anti-doping organisations to store their pre-Games samples[EB/OL]. (2021-12-02)[2022-01-26]. https://ita.sport/news/testing-beyond-beijing-the-ita-prompts-anti-doping-organisations-to-store-their-pre-games-samples/.

International Testing Agency, 2022. ITA's anti-doping program for the Olympic Winter Games Beijing 2022 in full swing[EB/OL]. (2022-02-05) [2022-02-10]. https://ita.sport/news/itas-anti-doping-program-for-beijing-2022-in-full-swing/.

International Testing Agency, 2022. Partners[EB/OL]. (2022-06-10)[2022-08-15]. https://ita.sport/partners/.

International Testing Agency, 2022. Report of the INDEPENDENT OBSERVERS Olympic Games Tokyo 2020[EB/OL]. (2022-01-25)[2022-08-15]. https://www.wada-ama.org/sites/default/files/2022-01/IO%20Report_2020%20Tokyo%20Olympic%20Games_Final.pdf.

World Anti-Doping Agency, 2021. Accredited Laboratories[EB/OL]. (2021-12-02)[2022-08-15]. https://www.wada-ama.org/en/accredited-laboratories.

第六章 反兴奋剂工作体系

加强反兴奋剂工作是世界体育发展的共识，更是坚决推进“纯洁体育”的实践。2020 年 9 月，习近平总书记在主持召开教育文化卫生体育领域专家代表座谈会上深刻指出：“要坚决推进反兴奋剂斗争，强化拿道德的金牌、风格的金牌、干净的金牌意识，坚决做到兴奋剂问题‘零出现’、‘零容忍’。”《世界反兴奋剂条例》* 在开篇“基本原理”部分明确提出，反兴奋剂工作建立在“体育精神”的内在价值观上。而且，其进一步指出，“体育精神”是奥林匹克精神的精髓。其包含：①健康；②道德、公平竞赛与诚实；③尊重规则与法律；④尊重自己及其他参赛者等。

践行“体育精神”、加强反兴奋剂工作，需要以实践载体作为依托，更需要法律规制作为基石。本章介绍反兴奋剂实践载体——反兴奋剂工作体系。根据“反兴奋剂工作体系”的定义，反兴奋剂工作体系是以反兴奋剂（纯洁体育）为共同目标，由不同的行动主体组成、相互联系协调合作，共同落实兴奋剂管制各环节及其相关工作任务（反兴奋剂教育、研究，食源药源风险防控等）的系统。其中，按照《世界反兴奋剂条例》定义，“兴奋剂管制”是指从兴奋剂检查计划的制订直到最终处理上诉和执行后果的全部步骤和过程，包括但不限于中间阶段，如检查、调查、样本采集和处理、结果管理等。

把握反兴奋剂工作体系，重点是了解体系中的行动主体基本情况及其功能实施。宏观上，反兴奋剂工作体系以国际组织为主导，以反兴奋剂规则制定为核心，各国政府与相关第三方协作开展工作。具体来说，可以从行动主体、功能实施两个维度展开，其中功能实施与反兴奋剂规则紧密相连。

---

* 本书所提及的《世界反兴奋剂条例》均为 2021 版。

第一节 世界反兴奋剂工作体系

一、世界反兴奋剂工作体系概况

总体上，世界反兴奋剂工作体系中的行动主体（国际组织）可分为三类：第一类，反兴奋剂组织。第二类，相关第三方组织。第三类，各国政府。其中，第一、二类行动主体属于非政府间组织。

（一）反兴奋剂组织

根据《世界反兴奋剂条例》《签约方条例遵守国际标准》和世界体育界共识，反兴奋剂组织是指《世界反兴奋剂条例》签约方和世界反兴奋剂机构。其中，签约方主要包括以下国际组织。

1. 国际奥委会和国际残疾人奥林匹克委员会

国际奥委会是世界体育领域和反兴奋剂领域最重要的行动主体之一。国际奥委会创立于 1894 年。在其主导下，1896 年第一届现代奥运会在希腊雅典举行，这标志着现代奥林匹克运动与奥运会的诞生。国际奥委会高度重视并长期致力于推进全球范围内的反兴奋剂工作。20 世纪 60 年代，国际奥委会医学委员会开辟先河，在奥运会中组织实施兴奋剂检测。20 世纪 90 年代起，国际奥委会先后发起成立全球范围内重要的反兴奋剂组织——世界反兴奋剂机构，以及独立的相关第三方组织——国际兴奋剂检查机构和国际体育仲裁法庭。

此外，国际残疾人奥林匹克委员会（International Paralympic Committee，IPC）（简称国际残奥委会）是残疾人奥林匹克运动中的反兴奋剂行动主体之一。

须注意的是，以国际奥委会和国际残奥委会为代表的运动类行动主体，不仅在全球层面建立反兴奋剂工作体系，还通过与各大洲、各国家和地区的奥委会组织之间形成的成员单位关系，指导、监督、协调各地的反兴奋剂工作。

2. 国际单项体育联合会

国际单项体育联合会是承担重要职能的行动主体。它是“类属”概念，如国际足球联合会、世界游泳联合会、国际乒乓球联合会、国际自行车联盟等，均属于国际单项体育联合会的概念范畴。

按照国际奥委会制度安排、世界反兴奋剂机构制定的《世界反兴奋剂条例》等，国际单项体育联合会负责具体运动项目的兴奋剂管制及其相关工作（包括教育等）。成为世界反兴奋剂机构签约方的国际单项体育联合会制定实施与《世界反兴奋剂条例》等国际标准一致的反兴奋剂政策规则，要求其所属国家单项体育协会和其他成员组织的政策、规则、规划与《世界反兴奋剂条例》等国际标准一致。同时，国际单项体育联合会须承担以下三项主要职责：一是实施赛内、赛外检测；二是开展反兴奋剂教育项目；三是对兴奋剂违规人员实施处罚（具体职责内容见《世界反兴奋剂条例》第 20.3 条）。

同时，国际单项体育联合会之间，以及国际单项体育联合会和国际奥委会、国际残奥委会之间，加强协调合作，共同创建新的反兴奋剂工作行动主体并持续推进全球范围内的反兴奋剂工作。例如，1967 年，26 个国际单项体育联合会共同组建成立国际单项体育联合会总会（General Association of International Sports Federations，GAISF）。该总会是各国际单项体育联合会的联合组织。又如，经国际奥委会支持和协调，在国际单项体育联合会基础上，组建成立奥运领域反兴奋剂行动主体，分别为夏季奥运会项目国际单项体育联合会协会（Association of Summer Olympic International Federations，ASOIF），冬季奥运会项目国际单项体育联合会协会（Association of International Olympic Winter Sports Federations，AIOWF），国际奥委会承认的国际体育联合会协会（Association of IOC Recognized International Sports Federations，ARISF）。

3. 国家奥林匹克委员会和国家残疾人奥委会

国家奥林匹克委员会（National Olympic Committees，NOC，国家奥委会）和国家残疾人奥委会（National Paralympic Committees，NPC，简称国家残奥委会）协调推进本国和国内单项体育协会的相关反兴奋剂工作。

4. 国家反兴奋剂组织

国家反兴奋剂组织（National Anti-Doping Organization，NADO）是指由一国或其政府组建成立的、成为《世界反兴奋剂条例》签约方并负责国家范围内兴奋剂管制、反兴奋剂教育等的机构。

须注意的是，世界反兴奋剂机构在推进各国和地区反兴奋剂工作时，采用与国际奥委会类似的机制，以各国家反兴奋剂组织等为实施载体。同时，鉴于各国家反兴奋剂组织在世界反兴奋剂工作体系中的重要地位，2012 年，由部分国家反兴奋剂组织发起成立国际反兴奋剂组织协会（Institute of National Anti-Doping Organizations，iNADO），其总部位于德国波恩，该协会是独立于世界反兴奋剂机构的国家反兴奋剂组织专业共同体。

此外，根据《世界反兴奋剂条例》规定，对没有国家反兴奋剂组织的国家，由国家奥委会承担国家反兴奋剂组织的职责。对某些需要共享反兴奋剂知识和专业技术力量的地区，由地区反兴奋剂组织承担相应职责。根据《世界反兴奋剂条例》规定，地区反兴奋剂组织是指由各成员方指定的、负责协调和管理指定区域反兴奋剂体系的区域性实体,其职责主要是包括在区域内制定和实施反兴奋剂规则、计划和采集样本、管理结果、审查治疗用药豁免、召开听证会及开展教育项目。

5. 重大赛事组织机构

重大赛事组织机构(Major Events Organization, MEO)是担任任何洲际赛事、地区性赛事或其他国际赛事管理机构的洲际国家奥委会协会和其他国际性综合性体育组织。该行动主体的职责主要有:第一,为赛事制定并实施符合国际反兴奋剂规制、标准的政策。第二,按照国际反兴奋剂规制,承担(或与相应的国际单项体育联合会合作承担)相应的反兴奋剂结果管理工作。第三,授权和推动反兴奋剂独立观察员项目。第四,要求所有准备或参加赛事的运动员、辅助人员同意并接受反兴奋剂规则约束,并且将其作为这些人员的参赛条件之一。

6. 世界反兴奋剂机构

世界反兴奋剂机构是国际层面反兴奋剂工作体系的重要行动主体。它由国际奥委会于20世纪90年代末创建,制定并按照《世界反兴奋剂条例》开展全球范围内的反兴奋剂工作。世界反兴奋剂机构成立至今逾20年,有力地推动了国际反兴奋剂工作水平的持续提高。

1998年,国际奥委会决定召开世界反兴奋剂大会,将所有参与反兴奋剂斗争的各方聚集在一起。1999年2月2日至4日在瑞士洛桑举行的首届世界反兴奋剂大会通过了《国际奥委会反兴奋剂宣言》(又称《洛桑宣言》),该文件规定成立一个独立的世界反兴奋剂机构,以便于为2000年在悉尼举行的第27届夏季奥运会服务。根据《洛桑宣言》,在国际奥委会倡议下,世界反兴奋剂机构于1999年11月10日在洛桑成立,以非营利性基金会形式运作,首届成员由奥林匹克运动和公共当局的平等代表组成,得到了各国政府、公共当局以及其他反对在体育运动中使用兴奋剂的公共和私人机构的支持和参与,旨在促进和协调国际体育运动中反兴奋剂的斗争。

世界反兴奋剂机构的活动包括科学研究、教育、反兴奋剂能力的发展及检测,《世界反兴奋剂条例》指导协调所有体育运动项目和所有国家的反兴奋剂政策。世界反兴奋剂机构的目标是可以确保所有运动员都能公平参与无兴奋剂运动。在世界反兴奋剂机构成立之前,不同的国际单项体育联合会和国家反兴奋剂组织执行不同的规则,导致兴奋剂案件在法庭上存在争议,在新的检测分析方法方面缺乏统一的研究政策,国际层面上推动的反兴奋剂活动和工作也很少。世界反兴奋剂机构的使命是协调各个反兴奋剂组织,统筹推进全球性的无兴奋剂运动。

(二) 相关第三方组织

1. 国际兴奋剂检查机构

2014年12月,《奥林匹克2020议程》倡议保护运动员不使用兴奋剂的权利,并提出需要各利益相关方采取新的举措。此后,国际奥委会和世界反兴奋剂机构共同启动筹建新的世界反兴奋剂机构相关工作。2015 年 10 月，奥林匹克峰会上首次提出，国际单项体育联合会、重大赛事组织机构应将兴奋剂检测任务委托外部独立组织机构执行。2016 年 5 月，世界反兴奋剂机构设立国际兴奋剂检查机构筹备组。小组由体育界、公众人士和国家反兴奋剂组织代表组成，主席为法国人瓦莱丽·富尔内隆（Valérie Fourneyron）。同年 8 月，国际奥委会里约热内卢会议一致决定：支持组建独立于各类体育组织的反兴奋剂机构。2017 年 5 月，世界反兴奋剂机构董事会批准国际兴奋剂检查机构筹备组提出的组建方案。筹备组提出，国际奥委会为国际兴奋剂检查机构的发起组织。同年 10 月，国际兴奋剂检查机构董事会成立，世界反兴奋剂机构批准其组成人员名单。法国人瓦莱丽·富尔内隆担任董事会主席。经国际奥委会提名，上海体育大学原校长陈佩杰担任国际兴奋剂检查机构董事会独立董事。现任国际兴奋剂检查机构总干事为本杰明·科恩（Benjamin Cohen）。

2018 年 7 月，国际兴奋剂检查机构实现全面运行。总部位于瑞士洛桑，是新兴的全球反兴奋剂工作行动主体。同年 2 月，国际兴奋剂检查机构负责 2018 年平昌冬季奥运会反兴奋剂项目（主要是与赛事组委会合作，开展检查、结果管理等工作）。之后，2020 年东京夏季奥运会和 2022 年北京冬奥会的反兴奋剂项目（主要是与世界反兴奋剂机构、举办国国家反兴奋剂组织、赛事组委会等合作，开展赛内和赛外检查、结果管理和教育）均由国际兴奋剂检查机构负责执行。2022 年 3 月，国际兴奋剂检查机构批准在上海体育大学设立全球首个国际兴奋剂检查机构学术中心。

2. 国际体育仲裁法庭

国际体育仲裁法庭（The Court of Arbitration for Sport，CAS）创立于 1984 年，总部位于瑞士洛桑，是一个专门解决体育纠纷且独立于其他体育组织的国际性仲裁机构，适用国际体育特定需要的程序规则，通过仲裁或调解方式以及提供各种服务促进体育相关纠纷的解决。国际体育仲裁法庭由其理事会负责管理和提供财政支持。其在纽约和悉尼设有分院，同时在奥运会期间设立特别法庭。国际体育仲裁法庭有来自 87 个国家近 400 名仲裁员。值得一提的是，2011 年 12 月，国际体育仲裁法庭理事会会议决定，在中国上海设立全球首个听证中心——国际体育仲裁法庭上海听证中心（CAS Shanghai Alternative Hearing Center）。

3. 兴奋剂检测实验室

这是国际反兴奋剂领域重要的第三方。按照《世界反兴奋剂条例》第 6.1 条规则："样本检测只能在经 WADA 认可的实验室或经 WADA 另行批准的实验室进行。只能由负责结果管理的反兴奋剂组织决定选择 WADA 认可或 WADA 批准的实验室进行样本检测。"具体相关内容详见本书第五章。

（三）各国政府

国际体育界在反兴奋剂斗争中达成的重要共识是，各国政府是世界反兴奋剂工作中的重要力量。所以，尽管各国政府不是《世界反兴奋剂条例》的签约方，但《世界反兴奋剂条例》仍然规定了需要政府承担的反兴奋剂职责。同时，通过《哥本哈根反兴奋剂宣言》和《反对在体育运动中使用兴奋剂国际公约》，签署或缔约的政府，承诺履行反兴奋剂职责（关于各国政府在反兴奋剂行动中承担的具体职责内容详见《世界反兴奋剂条例》第22条）。

此外，联合国教育、科学及文化组织是反兴奋剂领域重要的政府间国际组织。一方面，联合国教育、科学及文化组织是推动反兴奋剂规制从行业规定转化为国际法组成部分的重要主体。2005年联合国教育、科学及文化组织第33届会议通过的《反对在体育运动中使用兴奋剂国际公约》，为反兴奋剂工作提供了国际上认可的法律框架。另一方面，联合国教育、科学及文化组织一直致力于推进全球范围内的兴奋剂管制、科研、教育和国际交流合作。联合国教育、科学及文化组织总干事负责《反对在体育运动中使用兴奋剂国际公约》缔约国大会秘书处工作，负责举办《反对在体育运动中使用兴奋剂国际公约》缔约国大会会议，并负责处理国家政府申请加入《反对在体育运动中使用兴奋剂国际公约》的相关工作。根据公开信息披露，联合国教育、科学及文化组织还设有联合国教育、科学及文化组织反兴奋剂逻辑系统。该系统是在线自我评估监测工具，通过系统调查问卷中的21个主要问题来衡量对《反对在体育运动中使用兴奋剂国际公约》的遵守情况。该系统涵盖国家加强反兴奋剂的活动、国际合作、教育、培训及研究等主题领域。

（四）世界反兴奋剂机构

如前所述，世界反兴奋剂机构是世界反兴奋剂工作中的重要主体，总部在加拿大蒙特利尔。其组织架构和相应功能相关内容如下：

1. 世界反兴奋剂机构的现有治理结构（截至2023年）

（1）理事会（Foundation Board）：是世界反兴奋剂机构最高决策机构。截至2023年，理事会由42名成员组成，分别来自国际体育组织和世界各国政府的代表，42名理事会成员中超过1/3是现役或退役优秀运动员。理事会成员任期3年，可连任2次。现任主席是波兰体育和旅游部部长维托尔德·班卡；现任副主席是中国首位冬奥会金牌得主（中国短道速滑奥运冠军）、2022年北京冬奥会组委会主席杨扬。国家体育总局原副局长李颖川则作为政府代表，在理事会中担任理事。2021年，张虹（索契冬奥会速度滑冰金牌得主，运动员委员会委员，国际奥委会中国委员）加入理事会。

世界反兴奋剂机构历任主席分别是加拿大的理查德·庞德、澳大利亚的约翰·法赫伊、英国的克雷格·里迪和波兰的维托尔德·班卡。

（2）执行委员会（Executive Committee）：简称执委会。截至2023年，执委会由16名成员组成。理事会授予执委会管理权和负责世界反兴奋剂机构日常运行的权利。世界反兴奋剂机构大部分决策由执委会做出，包括世界反兴奋剂机构治理规则中未在理事会决策范围中列明的事项。执委会日常工作授权由世界反兴奋剂机构总干事负责。执委会主席是维托尔德·班卡,副主席是杨扬,总干事为奥利维尔·尼格利。

(3) 常设委员会(Standing Committees):常设委员会向执委会报告。对特定问题进行详细的专家审议,并提出决策建议,从而支持世界反兴奋剂机构的工作。

世界反兴奋剂机构有 3 个常设委员会:教育委员会,财务及行政委员会,健康、医学和研究委员会。

1) 教育委员会(Education Committee):就短期教育战略和活动以及世界反兴奋剂机构教育计划的长期方法向世界反兴奋剂机构管理层提供专家意见、建议和指导。该委员会还参与世界反兴奋剂机构资助的社会科学研究项目的遴选过程。

2) 财务及行政委员会(Finance and Administration Committee):向世界反兴奋剂机构的管理部门和执委会提供有关预算制定、资金和财务及行政政策的专家意见、建议和指导。

3) 健康、医学和研究委员会(Health, Medical and Research Committee):其专家建议使世界反兴奋剂机构能够成为与无兴奋剂体育相关的健康、医学和研究问题的世界领导者。

(4) 常设特别委员会(Permanent Special Committees):包括独立的伦理委员会、合规审查委员会、提名委员会、运动员委员会、风险和审计委员会。它们在世界反兴奋剂机构的治理结构中发挥着独特而重要的作用,以确保该机构在健全治理、高透明度和问责制的有力框架内运作和管理。

1) 独立的伦理委员会(Independent Ethics Board):2021 年 11 月,世界反兴奋剂机构理事会批准《伦理规则》(*Code of Ethics*),用以规范世界反兴奋剂机构所有官员的行为。根据《伦理规则》,世界反兴奋剂机构设立独立的伦理委员会。2022 年 5 月,理事会批准独立的伦理委员会由 9 人组成,包括独立主席 1 人、独立委员 6 人、公众权威提名委员 1 人和体育界提名委员 1 人。

2) 合规审查委员会(Compliance Review Committee):成立于 2015 年,以监督反兴奋剂组织对 2015 年《世界反兴奋剂条例》的遵守情况。这个独立的非政治性机构就合规事宜向世界反兴奋剂机构执委会提供咨询、指导和建议,该委员会由来自非体育行业的合规专家以及运动员、政府和体育界的代表组成。

合规审查委员会最初是一个专家组,2016 年 11 月 20 日被世界反兴奋剂机构执委会任命为世界反兴奋剂机构常务委员会,以进一步认识其作用的重要性。

3) 提名委员会(Nominations Committee):2018 年 11 月,执委会批准了治理改革,其中包括成立提名委员会,以确保担任世界反兴奋剂机构的高级治理职位的人选符合技能和独立性方面的要求。

2019 年 10 月,世界反兴奋剂机构概述了首届提名委员会的组成和任务,提名委员会已于 2019 年 9 月获得执委会的批准。成员由光辉国际(Korn Ferry)确定、招募、审查并推荐给执委会。光辉国际是世界反兴奋剂机构于 2019 年 5 月获得执委会批准后聘请的全球化组织咨询公司。2020 年 5 月，首届提名委员会的正式任期结束；随后，5 名就职提名委员会成员表示愿意续任，提名委员会获得执委会批准为常设提名委员会。由于成员的任期为 3 年，执委会同意交错轮换、任期，以免所有成员同时届满。

4）运动员委员会（Athlete Committee）：保护运动员是世界反兴奋剂机构的核心使命。“运动员参与战略”通过教育各级运动员了解《世界反兴奋剂条例》和相关国际标准、适用于他们的规则以及如何帮助保护纯洁体育，让各级运动员参与并赋予他们权利。世界反兴奋剂机构运动员委员会成立于 2005 年，其目的是从运动员视角向世界反兴奋剂机构管理层、世界反兴奋剂机构执委会和基金会委员会提供有关反兴奋剂问题，并代表运动员在反兴奋剂方面的观点和权利。其目标是通过与运动员、运动员代表和其他相关利益者接触、告知和互动，支持和促进运动员在反兴奋剂问题上的发声，不断征求和分享运动员对世界反兴奋剂机构计划和活动的反馈；对教育计划和教材进行审查、评估并提供指导；对世界反兴奋剂计划（准则、标准）、反兴奋剂运行管理系统提供意见和反馈；担任世界反兴奋剂机构的大使和纯洁运动的榜样；推广世界反兴奋剂机构的外展活动并应要求参加活动；协助审查和推荐与运动员及其随行人员接触的有效方法。

5）风险和审计委员会（Risk and Audit Committee）：是独立的非政治性机构，由 3 名成员组成，其中 2 名是独立专家。第 3 名成员将由世界反兴奋剂机构执行委员会成员任命。风险和审计委员会的主要目的是监督和协助董事会进行风险管理和财务审计。

委员会的活动包括监测体育科学发展，以保护无兴奋剂运动实践，以及监督禁用清单、治疗用药豁免、兴奋剂检测实验室认可和基因兴奋剂。该委员会还参与世界反兴奋剂机构资助的科研项目的遴选过程。

此外，世界反兴奋剂机构治理结构中，还设有 10 个专家咨询小组和 11 个工作小组。这些小组在世界反兴奋剂机构运行中发挥重要作用，履行相应职能。

2. 世界反兴奋剂机构治理结构改革

2022 年 5 月，世界反兴奋剂机构理事会批准最新一轮治理结构改革方案并付诸实施，对治理结构进行了如下调整。

第一，独立性方面。世界反兴奋剂机构执委会将运动员议会主席和独立委员增加为其成员。

第二，代表性方面。世界反兴奋剂机构将现有的运动员委员会改革设置为“运动员议会”。由运动员选择该议会的组成人员，议会议员选举产生议会主席。改革后，运动员议会由 20 人组成，包括国际奥委会和国际残奥委会运动员委员会推荐的 5 人、国际单项体育联合会运动员委员会选出的 8 人、由大多数运动员产生的专项小组选择的 7 人。同时，增设 4 个世界反兴奋剂机构理事会席位，包括运动员议会选出的 2 位代表，以及各国家反兴奋剂组织选出的2位代表。

第三,责任性方面。创设世界反兴奋剂机构审计与风险委员会,主要负责监管世界反兴奋剂机构财务方案、对世界反兴奋剂机构理事会聘请或免除外部审计单位提出建议,监督外部审计单位行动,复核外部审计单位提出的意见并监督其落实实施。

二、世界反兴奋剂工作体系的功能基石

世界反兴奋剂工作体系的功能基石是国际制度。其重要内容之一,是在国际奥委会支持下,由世界反兴奋剂机构制定的一系列全球范围内适用的规制。国际奥委会、各类国际单项体育联合会、各国或地区体育组织和反兴奋剂机构等,通过签署条约成为世界反兴奋剂机构签约方,接受并按照世界反兴奋剂机构制定的规则开展反兴奋剂工作。

2003年3月,第二届世界反兴奋剂大会在丹麦哥本哈根召开。大会通过全球体育范围内第一部反兴奋剂国际制度——《世界反兴奋剂条例》(即第一版《世界反兴奋剂条例》),其于2004年生效。此后,世界反兴奋剂机构执委会分别于2006年2月和2011年11月启动了审核程序,并将修订案分别纳入了2009年和2015年的《世界反兴奋剂条例》。迄今,全球已有660多个体育组织接受了《世界反兴奋剂条例》,主要包括国际奥委会、国际残奥委会、所有国际奥委会认可的国际单项体育联合会、国家奥林匹克机构和残奥会委员会、国家反兴奋剂组织等。

世界反兴奋剂机构要求签约方采取3个步骤以完全遵守《世界反兴奋剂条例》:接受、实施和执行。接受《世界反兴奋剂条例》意味着签约方同意《世界反兴奋剂条例》的原则,并同意执行和遵守《世界反兴奋剂条例》。实施指签约方一旦接受《世界反兴奋剂条例》,就必须实施《世界反兴奋剂条例》的所有强制性条款和原则。执行是指签约方按照《世界反兴奋剂条例》修订后的规则和政策执行,世界反兴奋剂机构监督签约方对《世界反兴奋剂条例》的执行情况和遵守情况。

世界反兴奋剂机构制定的世界反兴奋剂工作制度包含以下三级结构。

(一)第一级:《世界反兴奋剂条例》

世界反兴奋剂机构于2003年首次颁布了《世界反兴奋剂条例》,其于2004年生效。随后对其进行了四次修订,第一次于2009年1月1日生效,第二次于2015年1月1日生效,第三次于2018年4月1日生效(遵守《世界反兴奋剂条例》修正案),第四次于2019年6月1日生效(将某些内源性物质报告为非典型性结果)。修订后的《世界反兴奋剂条例(2021)》自2021年1月1日起生效。

《世界反兴奋剂条例》及支持《世界反兴奋剂条例》的世界反兴奋剂工作制度的宗旨如下:

保障运动员参加无兴奋剂体育运动的基本权利，从而增进世界范围内运动员的健康、公平与平等，以及确保在预防使用兴奋剂方面，在国际和国家层面上形成协调、一致、有效的反兴奋剂体系。该体系包括以下几点。

教育——提高认识、提供信息、宣传交流、树立价值观、培养生活技能和决策能力，以防止故意和非故意的兴奋剂违规。

遏制——确保制定强有力并对所有的利益相关方都很重要的规则和处罚措施，以转变潜在兴奋剂使用者的企图。

发现——有效的检查和调查体系不仅能增强遏制力，还能发现兴奋剂违规者，并制止任何人参与兴奋剂的行为，从而有效地保护纯洁运动员和体育精神。

执行——对兴奋剂违规者进行裁决和处罚。

法治——确保所有的利益相关方同意遵守《世界反兴奋剂条例》和国际标准，并确保在实施反兴奋剂体系时，采取的所有措施都遵守《世界反兴奋剂条例》、国际标准、比例原则和人权原则。

（二）第二级：国际标准（international standards，IS）和技术文件（technical document for sport specific analysis，TDSSA）

世界反兴奋剂机构制定的国际标准有《禁用清单》《检查和调查国际标准》《治疗用药豁免国际标准》《签约方条例遵守国际标准》《反兴奋剂教育国际标准》《结果管理国际标准》《隐私保护国际标准》《实验室国际标准》。

国际标准用于反兴奋剂工作体系内各技术和运行领域，由各签约方和各国政府协商后制定并由世界反兴奋剂机构批准。国际标准旨在使负责反兴奋剂体系具体技术和运行领域的各反兴奋剂组织之间协调一致。遵守国际标准是遵守《世界反兴奋剂条例》的必要条件。世界反兴奋剂机构执委会在与各签约方、各国政府和其他利益相关方进行合理协商后，可以适时对国际标准进行修订。国际标准及其所有修订本将在世界反兴奋剂机构网站上公布，并在国际标准或修订本规定的日期生效。

技术文件与执行国际标准的强制性技术要求有关，由世界反兴奋剂机构执委会适时批准和公布。遵守技术文件是遵守《世界反兴奋剂条例》的必要条件。如果新的或修订的技术文件在执行上不具有时效性，世界反兴奋剂机构执委会应当考虑与各签约方、各国政府和其他利益相关方进行合理协商。技术文件在世界反兴奋剂机构网站上一经公布立即生效，除非特别规定了较晚的生效日期。

（三）第三级：最佳实施模式及指南

世界反兴奋剂机构基于《世界反兴奋剂条例》和国际标准制定反兴奋剂工作实践的最佳

实施模式及指南，为反兴奋剂的不同具体领域提供解决问题的方案。《世界反兴奋剂条例》明确，世界反兴奋剂机构向签约方和其他利益相关方推荐并提供最佳实施模式及指南，但不强制执行。除提供反兴奋剂工作示范和文件范本外，世界反兴奋剂机构还将协助签约方开展一些培训工作。

第二节　中国反兴奋剂工作体系

一、构建过程和行动主体

中国反兴奋剂工作体系起步于20世纪80年代，既是与世界反兴奋剂工作体系全面对接融入并做出贡献的实践过程，又是基于国情不懈探索创新并坚守“拿干净金牌”纯洁体育价值观引领的实践过程。历经艰辛，我国反兴奋剂工作体系的建设与发展取得重要成效。

（一）构建历程

中国建立反兴奋剂工作体系大体分为四个阶段：

1. 初建阶段

20世纪80年代中期以后，个别中国运动员被发现在国际比赛中使用兴奋剂。

1984年2月，为备战1990年在北京举办的第11届亚洲运动会，国家体育运动委员会（以下简称“国家体委”）决定筹备建立兴奋剂检测实验室。1985年8月和1987年2月，国家体委先后颁布文件，主旨是对我国的兴奋剂控制工作提出要求，要求严格执行国际奥委会关于禁用兴奋剂的规定。

1987年6月，国家体委运动医学研究所成立，其主要责任是承担我国重大赛事的兴奋剂检测工作，并进行相应的科学研究。1989年5月19日，国家体委颁布《全国性体育竞赛检查禁用药物的暂行规定》。1989年12月，中国兴奋剂检测实验室（现名：北京兴奋剂检测实验室，National Anti-Doping Laboratory，母体机构为北京体育大学）通过国际奥委会医学委员会认证考试，正式投入使用。

1992年7月，中国奥委会反兴奋剂委员会成立。该机构隶属于中国奥林匹克委员会（Chinese Olympic Committee，COC，中国奥委会）。该委员会以研究、协调、组织实施有关工作为主要职责。1992年10月，反兴奋剂委员会召开第一次会议，重点讨论我国代表团运动员兴奋剂检测阳性事件，并做出重要决定。此次会议标志着我国反兴奋剂工作体系初步形成。

2. 探索阶段

1993年，兴奋剂检查项目增至28个，赛外检查数量明显增加，由1990年的0例，增至1993年的315例。

1995年2月，经国家体委批准，反兴奋剂委员会成立办公室和检查处。2月27日，国家体委发布《禁止在体育运动中使用兴奋剂的暂行规定》。

1995年8月，全国人民代表大会常务委员会通过《中华人民共和国体育法》(后文简称《体育法》)(后经2009年、2016年、2022年三次修订)并于2023年1月1日起实施。《体育法》第五十一条明确规定："体育赛事实行公平竞争的原则。体育赛事活动组织者和运动员、教练员、裁判员应当遵守体育道德和体育赛事规则，不得弄虚作假、营私舞弊。"在体育运动中严禁使用禁用的药物和方法。禁用药物检测机构应当对禁用的药物和方法进行严格检查。在体育运动中使用禁用的药物和方法的，由体育社会团体按照章程规定给予处罚；对国家工作人员中的直接责任人员，依法给予行政处分。

1998年，国家体育总局通过《关于严格禁止在体育运动中使用兴奋剂行为的规定(暂行)》并于1999年1月1日起施行。同年起，在我国国内的体能类项目比赛中，赛前血液检查正式开始。

1999年6月，中国奥委会反兴奋剂委员会发布《关于在体能类项目中进行赛前血液检查的试行办法》；据统计，1999年，兴奋剂检测机构对包括田径在内的7个项目共进行血液检查317例，4名运动员检查结果异常，均按有关规定取消了其参赛资格。

2002年7月，中共中央、国务院《关于进一步加强和改进新时期体育工作的意见》印发，为我国反兴奋剂管理体制的改革规范了路径，指明了方向。

2003年3月，第二届世界反兴奋剂大会在丹麦首都哥本哈根召开，大会通过《世界反兴奋剂条例》。同年，中国签署执行《世界反兴奋剂条例》。当年12月31日，国务院常务会议通过《反兴奋剂条例》，并于2004年1月以中华人民共和国国务院令第398号公布，自3月1日起施行，正式确立中国反兴奋剂法律制度基石，并明确我国反兴奋剂工作体系的行动主体、功能职责等。我国《反兴奋剂条例》第二十九条明确规定："实施中等及中等以上教育的学校和其他教育机构应当加强反兴奋剂教育，提高学生的反兴奋剂意识，并采取措施防止在学校体育活动中使用兴奋剂；发现学生使用兴奋剂，应当予以制止。体育专业教育应当包括反兴奋剂的教学内容。"

2004年2月，英国标准协会向我国反兴奋剂委员会颁发"中国兴奋剂控制质量管理体系"的ISO9001:2000质量认证证书。该体系涵盖兴奋剂控制过程、质量管理过程、支持过程等方面。获颁质量认证证书，标志着我国反兴奋剂工作体系取得阶段性成就，符合国际标准并具备较高科学性和有效性。

3. 强化阶段

2005 年 10 月，第十届全国运动会期间，兴奋剂检查 1 710 例，其中呈阳性的仅 1 例，阳性率几乎为零。

2006 年 8 月，中国政府签署联合国教育、科学及文化组织第 33 届会议通过的《反对在体育运动中使用兴奋剂国际公约》，承诺中国在国际反兴奋剂工作中应当承担的责任和义务。

2007 年 11 月，中国反兴奋剂中心正式成立。

这一阶段，国家体育总局、中国反兴奋剂中心和社会体育组织之间的权责关系得到了进一步的明确。我国由"计划、检查、检测、反馈"所构成的反兴奋剂控制工作分别有了相关部门负责管理。这是一套适应我国国情和现阶段工作发展需要的体系，并且在实际工作中，逐渐体现了体系自身存在的优势。

4. 完善阶段

2008 年 8 月和 9 月，第 29 届夏季奥运会和第 13 届残奥会在我国北京成功举行。中国反兴奋剂中心圆满完成了 11 000 余例检查、检测和结果管理等兴奋剂管制任务，标志我国反兴奋剂工作进入新发展阶段。

2012 年 4 月，中国反兴奋剂中心听证委员会正式成立。标志我国反兴奋剂工作体系取得又一重要成果。

2014 年 1 月，国际反兴奋剂组织协会一致通过中国反兴奋剂中心加入申请。中国正式成为国际反兴奋剂组织协会会员。这有利于我国国家反兴奋剂组织更广泛深入地与世界开展交流与合作，有利于进一步提高效能，有利于我国在国际反兴奋剂事务中发挥更大作用。

2015 年 1 月 1 日，国家体育总局《反兴奋剂管理办法》（国家体育总局令第 20 号）施行，同时废止《关于严格禁止在体育运动中使用兴奋剂行为的规定（暂行）》。这是中国反兴奋剂工作又一重要标志。

2018 年 10 月，中国反兴奋剂中心教育委员会在北京成立。委员会的职责主要包括：①研究反兴奋剂工作发展规划和发展战略，对管理举措和体制改革提出建议和意见；②参与中国反兴奋剂中心教育工作重大政策讨论和制定；③参与和指导反兴奋剂教育规划、学术规范建设、反兴奋剂教育课题攻关立项等；④促进反兴奋剂教育相关国内外合作以及管理体制和运行机制的建立与完善；研究反兴奋剂工作效果评估标准和手段等。

2019 年 6 月，国家体育总局办公厅印发《反兴奋剂工作发展规划（2018-2022）》。积极推进构建"拿干净金牌"的反兴奋剂长效治理体系，全面建设和完善中国反兴奋剂理论、法制、组织、预防、查处、诚信、外事、人才、评估体系，从根源上治理兴奋剂问题。11 月，中国反兴奋剂中心印发《省级反兴奋剂组织体系建设指南》，进一步推动建立"纵横交叉、上下联动"全覆盖的反兴奋剂组织体系。

2020 年 1 月，中国反兴奋剂中心印发《反兴奋剂教育工作实施细则》。5 月，国家体育总局印发《国家体育总局“反兴奋剂工程”建设方案》，全面加强反兴奋剂工作。8 月，为更好落实《反兴奋剂工作发展规划(2018-2022)》《国家体育总局“反兴奋剂工程”建设方案》，中国反兴奋剂中心印发《国家队兴奋剂风险防控体系建设指南》。12 月，依据国际制度规范和标准文件，在原有一系列反兴奋剂行政规章的基础上，国家体育总局整合并印发《反兴奋剂规则》，有力推动我国反兴奋剂工作体系制度化、规范化、系统化发展。

2021 年 4 月，中国反兴奋剂中心起草制定了《兴奋剂违规听证实施细则》，并将其作为《反兴奋剂规则》配套的制度性文件。6 月，印发《国家队兴奋剂风险防控体系建设最佳实施模式》，后又进一步印发《省级反兴奋剂工作最佳实施模式》。7 月，国家体育总局办公会审议通过国家体育总局令第 27 号(即《反兴奋剂管理办法》)。进一步加大兴奋剂违规打击力度，以“零出现”为目标，强化党政同责，构建反兴奋剂管理责任体系，严肃追究在兴奋剂违规中失职失责单位和相关领导的主体责任、监管责任、领导责任。

（二）行动主体

1. 政府

(1) 国家体育总局：作为国务院体育主管部门负责并组织全国的反兴奋剂工作。

(2) 中央政府其他部门：主要在兴奋剂管理领域，包含国务院食品药品监督管理部门、卫生主管部门、商务主管部门和海关总署等。

(3) 地方政府：地方各级体育行政部门主管本地区的反兴奋剂工作。县级以上人民政府相关其他部门在各自职责范围内依法依规负责反兴奋剂工作。

2. 国家反兴奋剂组织

国家反兴奋剂组织具体负责我国兴奋剂管制及其相关工作(教育、科研等)，指导、协调、监督各省份和各级各类体育组织开展反兴奋剂工作。

3. 全国性体育社会团体

全国性体育社会团体依法依规并按照社团章程负责本社团反兴奋剂工作，包括制定反兴奋剂工作规划和计划、加强国家队反兴奋剂的宣传教育和管理、监督地方体育社会团体履行反兴奋剂职责、开展涉嫌兴奋剂违规调查和实施兴奋剂违规处理等。

4. 国家运动项目管理单位

国家运动项目管理单位依法依规开展反兴奋剂工作，包括制定反兴奋剂工作规划和计划、加强国家队反兴奋剂宣传教育和管理、监督地方运动项目管理单位履行反兴奋剂职责、开展涉嫌兴奋剂违规调查等。

5. 运动员管理单位

运动员管理单位依法依规开展反兴奋剂教育、“三品”管理、行踪信息填报监督和协助、配合并主动开展涉嫌兴奋剂违规调查等。

6. 全国综合性运动会组织机构

全国综合性运动会组织机构依法依规并按照运动会规程负责反兴奋剂工作，包括制定合规的反兴奋剂规定，开展兴奋剂检查、宣传和教育等工作，在管理权限内处理兴奋剂违规等。

【知识拓展】 2022 年北京冬奥会反兴奋剂工作

世界反兴奋剂工作体系和中国反兴奋剂工作体系在 2022 北京冬奥会举办过程中全力合作，深入推动纯洁体育实践，为举办一届"像冰雪一样纯洁"的冬奥会、冬残奥会做出重要贡献。

一方面，北京冬奥会上各反兴奋剂行动主体形成纯洁体育强大合力。国际奥委会携手世界反兴奋剂机构、国际兴奋剂检查机构、国际体育仲裁法庭、国际单项体育联合会和中国反兴奋剂中心，开展一系列贯穿 2022 北京冬奥会、冬季残奥会全过程的纯洁体育行动。国际奥委会发布的《2022 北京冬奥会反兴奋剂规则》确立了规制基础，并授权国际兴奋剂检查机构开展所有运动员的兴奋剂检查、检测工作。高度重视反兴奋剂教育，创建奥运历史上首个赛前反兴奋剂教育计划，国际兴奋剂检查机构在世界反兴奋剂机构支持下制定《国家奥林匹克委员会反兴奋剂教育指南》。加大纯洁体育职业培训力度，国际兴奋剂检查机构实施国际反兴奋剂检查官培训和认证计划。更新检查、检测模式，丰富样本采集方式，首次全面应用干血点技术。提供监管保障，国际体育仲裁法庭在北京冬奥会期间设立北京冬奥会特设仲裁庭。加强国际合作，国际兴奋剂检查机构代表国际奥委会与国家体育总局、公安部、海关总署、中国反兴奋剂中心和 2022 北京冬奥会组委会签署《合作备忘录》，建立反兴奋剂调查信息和情报共享系统。

另一方面，中国反兴奋剂工作体系表现优异。在全国相关高校、科研院所和其他单位的大力支持下，国家反兴奋剂组织——中国反兴奋剂中心圆满完成北京冬奥会、冬季残奥会反兴奋剂工作各项任务。中共中央、国务院授予北京冬奥会兴奋剂检测中心运行团队、北京兴奋剂检测实验室"北京冬奥会、冬残奥会突出贡献集体"荣誉称号。国际兴奋剂检查机构向中国反兴奋剂中心致信，对中心在北京冬奥会反兴奋剂工作中所做的巨大贡献表示由衷称赞和感谢。

二、 反兴奋剂工作六项规定

为推动"拿干净金牌"的反兴奋剂长效治理体系建设，大力倡导纯洁体育价值观，遵循"预防为主、教育为本"原则，近年来，中国反兴奋剂中心以"纯洁体育，对兴奋剂说不！"为主题大力开展反兴奋剂教育，是中国反兴奋剂工作体系运行的工作重点。反兴奋剂工作六项规定是其中的主要内容，包括严禁故意使用兴奋剂、严防误服误用兴奋剂、配合兴奋剂检查调查、及时申请用药豁免、准确填报行踪信息、相互监督主动举报（图 6-1）。以下简要介绍治疗用药豁免和行踪信息填报。

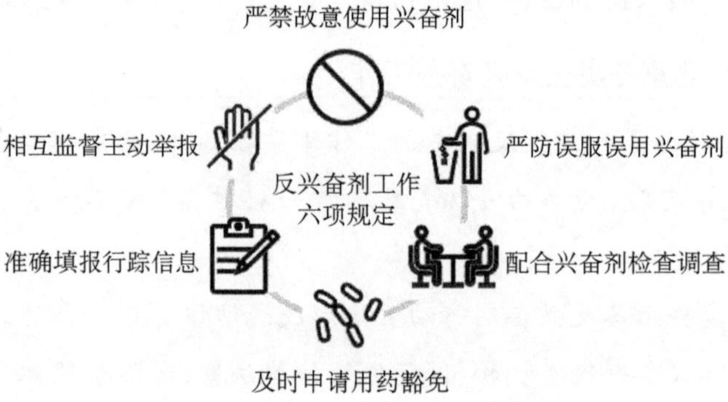

图 6-1　反兴奋剂工作的六项规定

（一）治疗用药豁免

治疗用药豁免（therapeutic use exemptions，TUE）是指运动员因治疗目的确需要使用禁用清单中规定的禁用物质或方法时，依照《治疗用药豁免国际标准》《反兴奋剂规则》（体规字〔2020〕5 号）等规定提出申请，获得批准后予以使用。

运动员因治疗目的确需治疗时，应当先判断所用药物是否含有禁用物质。如不含禁用物质，则可以使用，不需要申请治疗用药豁免。如含有禁用物质，并且项目、使用途径和范围（赛内、赛外）等均符合禁用规则，则需要申请治疗用药豁免。运动员及其辅助人员可通过运动员安全用药查询系统（http://chinada.cn）或查阅当年施行的《禁用清单》来判断药物是否禁用。

运动员因治疗目的确需使用禁用清单上列出的禁用物质或禁用方法，依照治疗用药豁免的有关规定提出申请并获得批准的，出现《反兴奋剂规则》第十条（检测结果阳性）、第十一条（使用或企图使用兴奋剂）、第十五条（持有兴奋剂）、第十七条（对运动员施用或企图施用兴奋剂）规定的情形不按兴奋剂违规处理。治疗用药豁免委员会的专家组负责对治疗用药豁免申请进行审核。

1. 治疗用药豁免委员会

国家反兴奋剂组织依照《反兴奋剂规则》《世界反兴奋剂条例》和《治疗用药豁免国际标准》，成立治疗用药豁免委员会，其负责受理和审批运动员的治疗用药豁免申请。

治疗用药豁免委员会由医学、药学和反兴奋剂专家组成，其中医学专家不少于 3 人，且应当具备丰富的临床医学、运动医学等专业知识。

国家反兴奋剂组织工作人员不担任治疗用药豁免委员会委员。

治疗用药豁免委员会应当依照《反兴奋剂规则》《世界反兴奋剂条例》和《治疗用药豁免

国际标准》，制定治疗用药豁免申请程序，发布治疗用药豁免申请指南，规范治疗用药豁免申请。

2．世界反兴奋剂机构在治疗用药豁免审查中的作用

世界反兴奋剂机构有权监督和审查由反兴奋剂组织批准的任何治疗用药豁免，并在审查之后，有权维持或撤销该决定。

向国际单项体育联合会提交治疗用药豁免申请但被拒绝的运动员，可以要求世界反兴奋剂机构复核。世界反兴奋剂机构没有义务复核所有案件。在某些情况下，如国际单项体育联合会和国家反兴奋剂组织存在差异，世界反兴奋剂机构必须审查治疗用药豁免的决定。任何提请世界反兴奋剂机构复核的国际单项体育联合会做出或授权做出的治疗用药豁免决定，未被复核或者复合后予以维持的，运动员和国家反兴奋剂组织只能向国际体育仲裁法庭申请仲裁。

3．批准治疗用药豁免的标准

批准治疗用药豁免申请，应该满足以下所有条件：

（1）该禁用物质或禁用方法是治疗确诊的医疗状况所需的，并有相关临床证据支持。

（2）运动员因治疗目的而使用的禁用物质或禁用方法，在治疗和恢复正常健康状况后，不应使其运动能力有任何超过预期的额外提高。

（3）禁用物质或禁用方法是针对该医疗状况的指定治疗方法，而且没有合理的、允许的替代治疗方法。

（4）使用该禁用物质或禁用方法是必要的，且不是因为之前（在未获得治疗用药豁免的情况下）使用了当时禁用的物质或方法。

4．向谁申请治疗用药豁免

非国际级运动员应当向所属国家反兴奋剂组织申请治疗用药豁免。国际级运动员应当向其所属的国际单项体育联合会申请治疗用药豁免。

运动员所属国家反兴奋剂组织批准的治疗用药豁免仅在国家级比赛和赛外检查中有效。

5．何时申请治疗用药豁免

运动员申请赛外使用禁用物质或禁用方法的，应当及时向治疗用药豁免委员会提交治疗用药豁免申请；申请赛内使用的，应当在该赛事开始之日的至少 30 日前提交申请；对于始终禁用的物质，运动员一旦诊断出需要使用禁用物质或禁用方法的医疗状况时，或者当运动员达到需要提前申请治疗用药豁免的竞技水平时，必须立即提交治疗用药豁免申请。

6．申请流程

（1）非国际级运动员申请治疗用药豁免流程：具体见图 6-2。

（2）国际级运动员申请治疗用药豁免流程：具体见图 6-3。

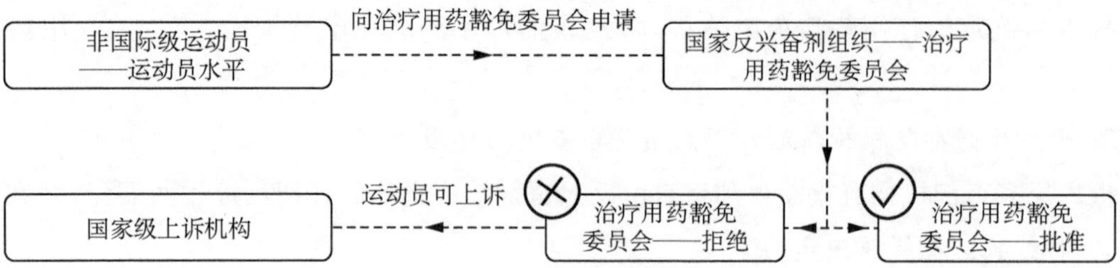

图 6-2 非国际级运动员申请治疗用药豁免流程

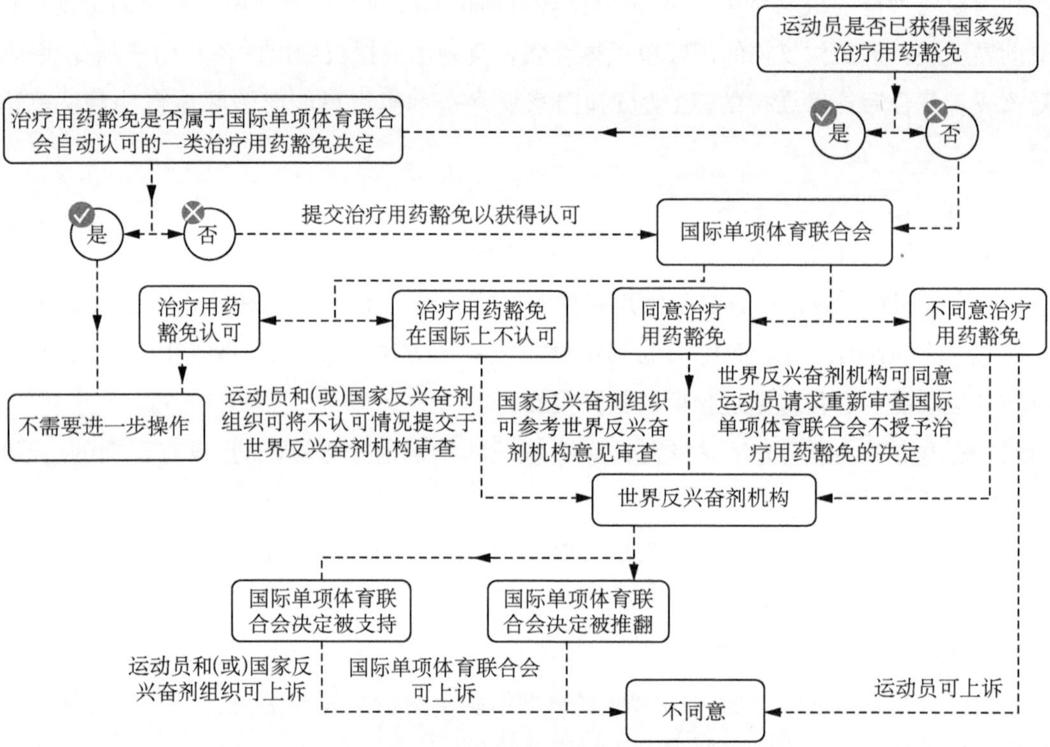

图 6-3 国际级运动员申请治疗用药豁免流程

7. 追补申请治疗用药豁免的条件

如出现以下情况之一，运动员可追补申请治疗用药豁免。

(1) 急救或紧急治疗必须使用。

(2) 由于缺乏足够的时间、机会或其他特殊情况，运动员无法在样本采集前提交治疗用药豁免申请，或治疗用药豁免委员会无法受理治疗用药豁免申请。

(3) 由于某些运动项目在国家层面的优先考虑，运动员所属国家反兴奋剂组织不允许或不要求运动员在有明确医疗需求前申请前瞻性的治疗用药豁免。

(4) 若非国际级或非国家级运动员接受兴奋剂检查时因治疗正在使用某种禁用物质或禁用方法，则允许该运动员申请追溯性治疗用药豁免。

(5) 运动员因治疗在赛外使用了仅在赛内禁用的某种禁用物质。

另外，在特殊情况下，尽管相关规则另有其他规定，但如果考虑到《世界反兴奋剂条例》的目的，不批准追补治疗用药豁免显然不公平，允许运动员追补申请治疗用药豁免。

追补申请流程与提前申请流程一致。

8. 运动员应在兴奋剂检查表上申报服用药物

建议运动员应当申报在过去 7 天内服用的任何药物或补品，以及(如果采集了血样)在过去 3 个月内接受的任何输血。

9. 治疗用药豁免批准书有时限吗？还需要继续使用怎么办？

每个治疗用药豁免批准书都有其特定期限，期满后自动到期失效。如果运动员需要继续使用该批准书中的禁用物质或禁用方法，应提前申请，为治疗用药豁免审核预留充分审核时间。

10. 什么是治疗用药豁免审核？

如果获得治疗用药豁免的运动员是国际级运动员或参加国际赛事，该治疗用药豁免并不自动生效，除非国际单项体育联合会或重大赛事组织机构依照《治疗用药豁免国际标准》予以承认。

11. 重大赛事组织机构是否可以批准治疗用药豁免？

如果运动员需在赛事期间使用某种禁用物质或禁用方法，重大赛事组织机构可以要求运动员申请治疗用药豁免。重大赛事组织机构应当确保治疗用药豁免申请程序符合《治疗用药豁免国际标准》，其批准的治疗用药豁免仅在该赛事期间有效。

12. 运动员所属的国家反兴奋剂组织批准的治疗用药豁免是否对运动员在另一个国家反兴奋剂组织管辖的事件或比赛期间有效？

运动员所属的国家反兴奋剂组织批准的治疗用药豁免在国家层面自动生效，不需要其他国家反兴奋剂组织的正式承认。

13. 运动员如果未获得所属国家反兴奋剂组织的治疗用药豁免，那么应该怎么办？

如果国际级运动员未获得所属国家反兴奋剂组织治疗用药豁免，那么其应当直接向其所属的国际单项体育联合会申请。国际单项体育联合会如果不批准其申请，应当立即通知运动员，并告知原因。国际单项体育联合会如果批准其申请，应当立即通知运动员和其国家反兴奋剂组织。如果国家反兴奋剂组织认为该治疗用药豁免不符合国际标准，可以在接到通知的 21 日内提交世界反兴奋剂机构复核。

14. 如果国际单项体育联合会或重大赛事组织拒绝承认国家反兴奋剂组织的治疗用药豁免，那么应该怎么办？

此时应当立即通知运动员和其国家反兴奋剂组织，并告知原因。运动员或其国家反兴奋剂组织可以在收到该通知之日起的 21 日内提交世界反兴奋剂机构复核。在世界反兴奋剂机构做出决定前，该治疗用药豁免在国家级比赛和赛外检查中有效，在国际比赛中无效。

15. 治疗用药豁免的保密和回避

治疗用药豁免委员会委员与申请人之间存在利害关系，可能影响治疗用药豁免申请公正处理的，应当在该申请审批过程中回避。

治疗用药豁免委员会委员应当签署保密协议，对审批过程中知悉的运动员医疗信息严格保密。其他能接触到运动员医疗信息的人员也应当履行保密义务。

（二）行踪信息填报

被我国国家反兴奋剂组织或所属国际单项体育联合会列入注册检查库和检查库的运动员应当依照《检查和调查国际标准》和运动员行踪信息管理有关规定准确、及时申报行踪信息，并承担违反行踪信息管理规定的后果。除非运动员退役或收到反兴奋剂中心将其撤出注册检查库或检查库的通知，否则运动员应当持续申报行踪信息。

1. 建立运动员行踪信息库的意义

为了保证检查计划的合理制订及兴奋剂检查的有效实施，反兴奋剂中心及各国际单项协会都会根据运动员成绩、项目用药风险性等多种因素，建立用于实施比赛和赛外检查的运动员注册名录，即运动员行踪信息库。所有被列入运动员行踪信息库的运动员均须按要求向相关机构申报运动员行踪信息。

2. 运动员行踪信息库的分类

运动员行踪信息库的分类见图 6-4。

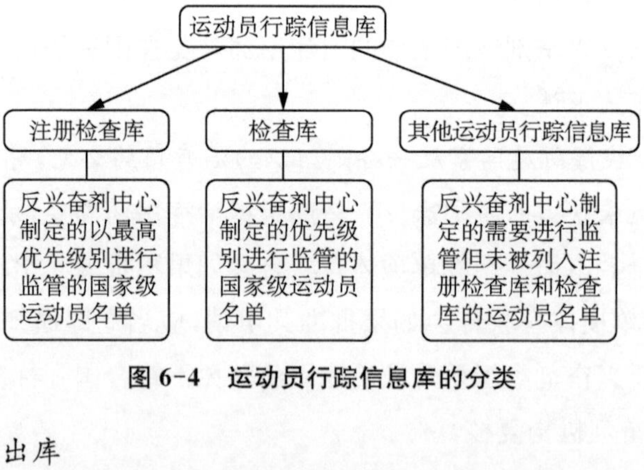

图 6-4　运动员行踪信息库的分类

3. 运动员入库与出库

国家反兴奋剂组织定期公布注册检查库和检查库，并通知运动员或其管理单位。

国家反兴奋剂组织依据运动员退役、禁赛、复出及运动成绩变化等因素，适时调整兴奋剂注册检查库。

4. 行踪信息库的有效期

新的注册检查库和检查库在公布前，原注册检查库和检查库是一直有效的。

5. 运动员注册单位变更

被列入运动员行踪信息库的运动员如变更注册单位，原注册单位和现注册单位应当书面通知反兴奋剂中心。在此期间，运动员应继续申报行踪。

6. 检查库行踪信息申报的要求

检查库运动员行踪信息申报应当包括以下信息：运动员每天的住宿地址，运动员每天从事规律性活动的具体地址和时间安排，运动员的比赛日程。

7. 运动员行踪信息管理

国家反兴奋剂组织与国际单项体育联合会协调，确认运动员的身份信息，并通过反兴奋剂运行管理系统提交注册检查库和检查库运动员名单，收集运动员行踪信息。世界反兴奋剂机构和有检查权的其他反兴奋剂组织可以通过该系统查询运动员行踪信息。行踪信息应当严格保密，且只能用于以下目的：制订检查计划、组织实施兴奋剂管制、提供运动员的生物护照或其他检测结果的有关信息、协助调查可能存在的兴奋剂违规或帮助证实兴奋剂违规的存在。行踪信息不再用于上述目的时，应当依照《隐私和个人信息保护国际标准》等有关规定予以销毁。

8. 违反的判定与后果

依照《结果管理国际标准》《检查和调查国际标准》，注册检查库运动员的下列行为构成违反行踪信息管理规定：运动员本人或其委托的第三方未能准确、完整地申报或更新行踪信息，导致反兴奋剂中心未能在其申报的时间和地点找到运动员接受检查，运动员将被判定为未按规定申报行踪信息；未能在指定日期的 60 min 建议检查时段内出现在所申报的地点接受检查，运动员将被判定为错过检查。

检查库运动员 12 个月内 2 次未按照规定申报行踪信息，将被列入注册检查库。其他运动员行踪信息库中的运动员未按照规定申报行踪信息，反兴奋剂中心将依照有关规定对其做出适当的处理。

主要参考文献

方越，2016. 中国反兴奋剂控制体系研究[D]. 北京：北京体育大学.

国际体育仲裁院上海听证中心，2022. 国际体育仲裁院上海听证中心简介[EB/OL]. (2011-12-14)[2022-03-20]. http://www.cas-shc.org/tzzxweb/HTML/Defaultsite/guanyuwomen_zhongxinjieshao/list/list_0.htm.

国务院，2019. 反兴奋剂条例[EB/OL]. (2019-12-13)[2022-07-20]. https://www.gov.cn/

gongbao/content/2019/content_5468880.htm.

国务院,2022.中华人民共和国体育法[EB/OL].(2022-06-25)[2022-07-20].https://www.gov.cn/xinwen/2022-06/25/content_5697693.htm.

胡晓江,2013.我国兴奋剂现象与反兴奋剂斗争演进历程特征分析[J].体育成人教育学刊,29(02):17-19.

联合国教科文组织,2011.缔约国为遵守《反对在体育运动中使用兴奋剂国际公约》所采取措施的报告[EB/OL].(2011-10-30)[2022-03-20]. https://unesdoc.unesco.org/ark:/48223/pf0000213762_chi?posInSet=9&queryId=62c07d2f-8e31-4123-99d5-c4555c197f9b.

吕羿畏,2010.我国反兴奋剂管理体制的沿革[J].中国体育科技,46(01):54-57.

新华社,2018.中国反兴奋剂中心教育委员会成立,蒋志学担任主任委员[EB/OL].(2018-10-17)[2022-06-20].https://www.thepaper.cn/newsDetail_forward_2539352.

徐畅,王晓晨,2022.纯洁体育实践:北京冬奥会反兴奋剂行动国际维度考察[J].中国体育教练员,30(01):16-18.

中国奥委会反兴奋剂委员会审定,2007.教练员反兴奋剂知识读本[M].北京:北京体育大学出版社.

中国反兴奋剂中心,2014.反兴奋剂中心加入国际反兴奋剂组织协会[EB/OL].(2014-01-13)[2022-06-20]. https://chinada.cn/contents/6/491.html.

中国反兴奋剂中心,2017.行踪信息填报[EB/OL].(2017-04-22)[2022-03-20]. https://www.chinada.cn/channels/library.html.

中国反兴奋剂中心,2020.世界反兴奋剂条例 2021[EB/OL].(2020-12-29)[2022-03-20].https://www.chinada.cn/upload/files/2022/1/a3c0e45854060867.pdf.

中国反兴奋剂中心,2020.听证委员会[EB/OL].(2020-04-14)[2022-06-20]. https://www.chinada.cn/contents/41/20.html.

中国反兴奋剂中心,2021.签约方条例遵守国际标准(2021)[EB/OL].(2021-01-26)[2022-03-20].https://www.chinada.cn/contents/108/416.html.

中国反兴奋剂中心,2021.治疗用药豁免常见问题[EB/OL].(2021-12-16)[2022-03-20].https://www.chinada.cn/channels/post.html.

中国反兴奋剂中心,2022.构建中国特色反兴奋剂治理体系研究[EB/OL].(2022-03-04)[2022-06-20].https://www.chinada.cn/contents/6/3543.html.

中国反兴奋剂中心,2023.治疗用药豁免国际标准[EB/OL].(2023-04-20)[2024-03-20].https://www.chinada.cn/contents/6/5203.html.

Court of Arbitration for Sport, 1994. History of the CAS [EB/OL].(1994-06-22)[2022-03-20]. https://www.tas-cas.org/en/general-information/history-of-the-cas.html.

International Testing Agency，2022. The International Testing Agency designates the Shanghai University of Sport as the first-ever ITA Academic Centre [EB/OL]. (2020-06-10)[2022-06-20]. https://ita.sport/news/the-international-testing-agency-designates-the-shanghai-university-of-sport-as-the-first-ever-ita-academic-centre.

National Anti-Doping Organisations，2021. Evolution of the iNADO Membership [EB/OL]. (2021-01-11)[2022-03-20]. https://www.inado.org/who-we-are/nados-anti-doping-community.

World Anti-Doping Agency，2020. Olympic & Paralympic Committees[EB/OL]. (2020-08-19)[2022-03-20]. https://www.wada-ama.org/en/anti-doping-partners/olympic-paralympic-committees.

World Anti-Doping Agency，2020. Standing Committees[EB/OL]. (2020-12-19)[2022-06-20]. https://www.wada-ama.org/en/who-we-are/governance/standing-committees.

World Anti-Doping Agency，2021. Laboratories[EB/OL]. (2021-10-23)[2022-03-20]. https://www.wada-ama.org/en/anti-doping-partners/laboratories.

World Anti-Doping Agency，2022. Major Event Organizations[EB/OL]. (2022-01-19)[2022-03-20]. https://www.wada-ama.org/en/anti-doping-partners/major-event-organizations.

World Anti-Doping Agency，2024. Governments[EB/OL]. (2024-03-24)[2024-07-30]. https://www.wada-ama.org/en/anti-doping-partners/governments.

第七章 反兴奋剂与体育法治

反兴奋剂工作是体育科技创新密集领域，也是以体育法治为基础和中轴展开的领域。法治指法律规制发挥全面、深刻作用，是具有整体性(作用于所有行动主体)、实践性本质特点的概念。同时，法治与法制紧密关联。法制指法律制度、规则等，法制是法治的基础依托，为法治的实施、发展提供重要基础。就反兴奋剂而言，有国际和国内两个层面的法律、法规、国际标准、技术文件、政策、制度等，构成反兴奋剂体育法制。这些法制内容的运用和发展、对反兴奋剂工作发挥的实际作用等构成反兴奋剂体育法治。

通过辨析法治和法制概念，可以明确，体育法治是维护纯洁体育，并实现反兴奋剂工作持续、深入推进的基本动力和根本保障。学习反兴奋剂法治体系，不仅有助于贯彻落实反兴奋剂工作任务、维护体育从业人员健康安全和基本权益，更有助于深刻理解反兴奋剂坚守的“体育精神”和“公平求实”理念，深刻理解蕴含“惩戒与温度”的反兴奋剂法治在人类体育文明和中国体育发展过程中的价值意义。

第一节 反兴奋剂法律规则体系

自进入 21 世纪，为保护运动员健康和开展纯洁体育，国际社会、体育组织及各国家地区开始通过制定组织规则和国家法律遏制兴奋剂在体育领域中的蔓延，加强反兴奋剂斗争。

1961 年，在希腊雅典成立国际奥委会医学委员会，1967 年公布禁用药物清单。1963 年，法国颁布《针对体育赛事中使用兴奋剂现象规范法》，法国是世界上最早以立法形式反兴奋剂的国家。

1999 年，首届世界反兴奋剂大会在瑞士洛桑举行。大会通过《洛桑宣言》。《洛桑宣言》明确提出，奥林匹克运动反兴奋剂法规是反兴奋剂斗争的基础。在这次大会上，世界反兴奋剂机构成立，成为国际反兴奋剂法治和国际反兴奋剂协调行动的开端。

2003 年 3 月，在丹麦首都哥本哈根召开的第二届世界反兴奋剂大会，通过《哥本哈根反兴奋剂宣言》和第一版《世界反兴奋剂条例》，以及一份禁用药物和方法清单、处罚标准，并决定将任何与兴奋剂制裁相关的争议交由国际体育仲裁法庭处理。

对上述国际组织和国家制定的反兴奋剂法律规则，根据其法源的不同，反兴奋剂法律体系可以分为国际反兴奋剂法律体系和国内反兴奋剂法律体系。须注意的是，国际反兴奋剂法律规制对我国反兴奋剂工作具有重要影响。在深度融入世界反兴奋剂治理体系进程中，一方面，国际反兴奋剂法律规制是我国反兴奋剂法律规制和反兴奋剂法治化的重要资源基础。另一方面，我国结合国情和体育发展实际，积极推进反兴奋剂法律规制建设，进而持续提升反兴奋剂法治化水平，并为世界反兴奋剂治理做出积极贡献。

一、 国际规制概述

1.《洛桑宣言》(《国际奥委会反兴奋剂宣言》)

国际奥委会在世界范围内进行反兴奋剂工作。国际奥委会医学委员会在 1964 年颁布了《医务条例》，医学委员会依据该条例负责奥运会的兴奋剂检测工作。1988 年，汉城夏季奥运会上的田径运动员本・约翰逊因禁药事件被取消成绩的事件使国际奥委会认识到兴奋剂会严重损害体育道德和违背奥林匹克精神，也使奥委会意识到反兴奋剂斗争单靠国际奥委会是远远不够的，它需要各国政府通过法律的形式来一致对兴奋剂进行有效打击。1999 年颁布的《洛桑宣言》)是在瑞士洛桑召开的首届世界反兴奋剂大会上通过的。

《洛桑宣言》开篇指出，体育运动中使用兴奋剂是一种有悖于体育和医学道德的行为。它违反奥林匹克运动的规则，而且威胁运动员和青少年的身心健康。《洛桑宣言》指出，开展反兴奋剂斗争需要各方合力。《洛桑宣言》内容包含有关兴奋剂的教育、预防和运动员权益的维护，奥林匹克运动反兴奋剂法规制裁，世界反兴奋剂机构、国际奥委会、国际体育联合会、国家和地区奥委会及体育仲裁法庭的责任，奥林匹克运动与各国政府部门之间的合作。

2.《世界反兴奋剂条例》

世界反兴奋剂机构是国际奥委会发起成立的一个独立的国际组织，负责开展全球反兴奋剂工作。其成立的目的就是促进全世界的体育组织和政府的反兴奋剂法规政策协调一致。

2003年，世界反兴奋剂机构的《世界反兴奋剂条例》是在哥本哈根召开第二届世界反兴奋剂大会上通过的。同年，在由世界反兴奋剂机构主持的世界反兴奋剂大会上通过了旨在承认《世界反兴奋剂条例》为国际反兴奋剂斗争基础纲领的决议，并发表《哥本哈根反兴奋剂宣言》。同年，中国签署认可《哥本哈根反兴奋剂宣言》并签署执行《世界反兴奋剂条例》。

2004年，雅典奥运会前夕颁布了《国际奥委会反兴奋剂规则》和专为奥运会修订过的《禁用物质与方法清单》。

2005年，《反对在体育运动中使用兴奋剂国际公约》在联合国教育、科学及文化组织第33届会议上通过，这是全球反兴奋剂法律规制体系正式形成的标志，2006年该公约得到中国政府签署认可。其后，各国政府都纷纷制定国内法，与国际社会共同进行反兴奋剂斗争。《世界反兴奋剂条例》历经多次修订，最新版本于2021年1月1日生效。《世界反兴奋剂条例》及支持《世界反兴奋剂条例》的世界反兴奋剂体系宗旨包括保障运动员参加无兴奋剂体育运动的基本权利，从而增进世界范围内运动员的健康、公平与平等；以及确保在预防使用兴奋剂方面，在国际和国家层面上形成协调、一致和有效的反兴奋剂体系。

世界反兴奋剂机构还制定了一系列配套标准，包括《签约方条例遵守国际标准》、《反兴奋剂教育国际标准》、《实验室国际标准》、《检查和调查国际标准》、《结果管理国际标准》、《禁用清单国际标准》(已更新至《2022年禁用清单国际标准》)、《治疗用药豁免国际标准》、《隐私和个人信息保护国际标准》。

3.《反对在体育运动中使用兴奋剂国际公约》

《世界反兴奋剂条例》颁布后，全球范围内众多体育组织纷纷签署并承诺执行。但《世界反兴奋剂条例》及其配套标准文件的本质是其属于世界体育行业规定，对各国政府没有较强的法律约束力。同时，世界反兴奋剂机构属于基金会组织性质，各国政府只是对《世界反兴奋剂条例》承担道义上的义务。因此，《世界反兴奋剂条例》及其配套标准文件的国际法律效力不够强。另外，随着全球反兴奋剂工作深入开展，世界体育界逐步认识到，政府力量是落实反兴奋剂共识、切实维护体育公平公正纯洁、彰显体育精神价值的关键所在。

针对上述问题，在国际奥委会等大力推动下，作为国际体育行业规范的反兴奋剂规则，最终进入国际政府间签署认可的法律范畴。其中的关键角色是联合国教育、科学及文化组织，其是联合国专门机构。联合国教育、科学及文化组织历来重视体育的作用及体育的健康发展，一直致力于全球范围内的反兴奋剂斗争。

2003年，联合国教育、科学及文化组织大会做出决定，制定杜绝在体育运动中使用兴奋剂的国际公约。在拟定公约前广泛征求了意见，超过95个国家的政府代表、体育部长、高级官员或者特别专家等参加了磋商会议。在2004～2005年召开了3次专家会议和3次国际会议，在此基础上产生了《反对在体育运动中使用兴奋剂国际公约》。此后，第4届国际体育部长及高官会议审议了草案，帮助解决了一些悬而未决的问题。最终在2005年10月第33届会议上，以 122 票的票数正式通过了《反对在体育运动中使用兴奋剂国际公约》，该公约提供一个国际上认可的法律框架。

《反对在体育运动中使用兴奋剂国际公约》于 2007 年 2 月 1 日正式生效，它为各国政府开展反兴奋剂工作提供了明确依据，具有普遍性和国际约束力。该公约除了检查和制裁外，还促使缔约国承诺在其力所能及的范围内，支持、制订和实施反兴奋剂教育和培训计划，以便促进公众进一步认识兴奋剂对健康和体育运动的道德价值的负面影响。

4.《体育仲裁条例》

国际体育仲裁法庭可在全球范围受理兴奋剂违规案件上诉，出具仲裁判决意见，在一定条件下受理兴奋剂违规听证等。一般而言，只有在当事人之间有仲裁协议约定其争议可诉诸国际体育仲裁法庭时，才可以将争议提交给体育仲裁法庭。原则上，可以向国际体育仲裁法庭提交的争议包括商业性争议和纪律性争议，纪律性争议中的很多是兴奋剂有关的案件。此类违纪案件一般由体育主管部门进行第一次处理，然后对体育主管部门处理决定不服的一方或者双方可上诉至国际体育仲裁法庭，由国际体育仲裁法庭作为终审机构进行裁决。裁决一经做出，双方当事人必须接受，并承担履行裁决所规定的义务。如果一方当事人故意拒绝服从裁决，另一方当事人可向违约方所在国家的法院申请强制执行。时至今日，运动员因兴奋剂等问题而发生纠纷时已经习惯于上诉到国际体育仲裁法庭。

法律规制是国际体育仲裁法庭处理反兴奋剂仲裁事务的基础。

总体看，国际体育仲裁法庭依据《体育仲裁条例》(Code of Sports-related Arbitration，最新版为 2023 年 1 月 1 日生效的修订文本)等制度规范，具体开展反兴奋剂仲裁工作。这些制度规范主要还包括：第一，《体育仲裁条例》《国际体育仲裁法庭国际理事会条例》(Code of the International Council of Arbitration for Sport，ICAS Code)。第二，国际体育仲裁法庭反兴奋剂仲裁庭(CAS Anti-Doping Division，CASADD)仲裁规则(简称《CASADD 仲裁规则》)。第三，《世界反兴奋剂条例》。

具体看，《体育仲裁条例》规定：国际体育仲裁法庭由普通仲裁庭、反兴奋剂仲裁庭和上诉仲裁庭 3 个分部组成。其中，反兴奋剂仲裁庭组建解决反兴奋剂相关争议的初审或独审的仲裁庭，并通过其主席中间人或其副主席，根据程序规则迅速有效地运行程序有关的所有其他职能。《CASADD 仲裁规则》规定：第一，国际奥委会、奥运会项目的国际单项体育运动联合会和《世界反兴奋剂条例》的签约方，应授予国际体育仲裁法庭反兴奋剂仲裁庭审理仲裁权。第二，国际体育仲裁法庭反兴奋剂仲裁庭受理兴奋剂违规案件。第三，国际体育仲裁法庭反兴奋剂仲裁庭通过选派仲裁院进行独审或选派 3 人组成仲裁小组实施判决。第四，国际体育仲裁法庭反兴奋剂仲裁庭负责处理奥运会期间兴奋剂违规案件。2016 年，国际体育仲裁委员会颁布了《CASADD 仲裁规则》，其是用于处理奥运会期间发生的与兴奋剂相关纠纷的程序性规则。国际体育仲裁法庭官方网站信息显示，国际体育仲裁法庭反兴奋剂仲裁庭制定了

2022北京冬奥会兴奋剂违规的仲裁规则。

5. 国际单项体育联合会制定的相关反兴奋剂规则

国际单项体育联合会主要负责其所管辖运动项目的技术和行政管理工作，有权制定自己的相关反兴奋剂规则以创造公平的竞赛环境，实际上国际单项体育联合会大都制定了适用于本联合会的相关反兴奋剂规则。各国际单项体育联合会之间的反兴奋剂规则不完全一样，但若国际单项体育联合会所管理的项目要参加奥运会，则其制定的相关反兴奋剂规则必须得到国际奥委会的承认。而其制定的相关反兴奋剂规则在得到国际奥委会承认后，则必须遵守国际奥委会的规则。为了与国际奥委会制定的相关反兴奋剂规则保持一致，国际单项体育联合会要么直接采用国际奥委会的规则，要么对自己的反兴奋剂规则进行修改。根据《世界反兴奋剂条例》第20.3条，国际单项体育联合会在反兴奋剂工作中的责任与义务有19项，包括制定和实施与《世界反兴奋剂条例》及国际标准一致的反兴奋剂政策和规则；与相关国家组织、机构以及其他反兴奋剂组织合作；制定纪律处罚规定，并要求各国家单项体育协会制定纪律处罚规定，以防止无正当理由使用禁用物质或禁用方法的运动员辅助人员，为国际单项体育联合会或国家单项体育协会管辖下的运动员提供支持；等等。

【知识拓展】《反对在体育运动中使用兴奋剂国际公约》

2005年10月，联合国教育、科学及文化组织第33届会议正式通过《反对在体育运动中使用兴奋剂国际公约》。《反对在体育运动中使用兴奋剂国际公约》成为世界反兴奋剂法律体系的里程碑，为缔约国提供了国际上认可的法律框架。《反对在体育运动中使用兴奋剂国际公约》共有7章并含有5个附属文件，倡导联合国教育、科学及文化组织修订的《国际体育运动宪章》和国际奥委会制订的《奥林匹克宪章》蕴含的道德原则和教育价值。《反对在体育运动中使用兴奋剂国际公约》的宗旨是在联合国教育、科学及文化组织体育运动领域的战略框架和活动计划框架内，促进预防并反对在体育运动中使用兴奋剂，最终消除这一现象。《反对在体育运动中使用兴奋剂国际公约》涵盖世界反兴奋剂规范、国家级反兴奋剂工作、国际反兴奋剂合作、反兴奋剂教育培训和反兴奋剂科学研究等重点内容。《反对在体育运动中使用兴奋剂国际公约》把世界反兴奋剂机构制定的《世界反兴奋剂条例》及其技术标准作为主要内容，在实质上把世界反兴奋剂机构制定的世界体育行业规范上升为政府间签署认可的国际法律体系组成部分。

【知识拓展】 国际反兴奋剂法治案例简介

（一）中国运动员国际体育仲裁胜诉第一案

2011年国际体育仲裁法庭发布裁决书，推翻国际柔道联合会（International Judo Federation，IJF）在2010年4月做出的对中国柔道运动员佟文因兴奋剂违规而禁赛2年的处罚决定。这是国际体育仲裁法庭成立以来，中国运动员在国际仲裁机制下，成功推翻兴奋剂处罚的第一起案例。2010 年 7 月，佟文针对国际柔道联合会的处罚决定，向国际体育仲裁法庭提出仲裁申请。她认为该处罚决定违反 2009 年版国际柔道联合会反兴奋剂规则。佟文提出申诉理由如下：一是用于 A 样本检验的机器已有 18 个月未标刻度，违反 2009 年 1 月《实验室国际标准》相关条款。故 A 样本检验结果不具可采性。二是佟文未被给予出席 B 样本的开启和检验机会。这违反《实验室国际标准》和 2009 年版国际柔道联合会反兴奋剂规则的相关条款。三是根据 2009 年版国际柔道联合会反兴奋剂规则，佟文的若干基本程序权利被侵犯。最终，国际体育仲裁法庭采纳佟文的第二点意见并撤销国际柔道联合会的处罚决定。

（二）轻度过错的兴奋剂违规案例

马丁・西力克（Marin Cilic）起诉国际网球联合会（International Tennis Federation）案（案件号：CAS 2013/A/3327&3335）是国际反兴奋剂工作中的经典案例，也展现了国际体育仲裁法庭作为行动主体对国际反兴奋剂治理的推动作用。该案仲裁小组在决定该运动员禁赛期长度时，确立了根据当事人主观、客观过错程度缩减禁赛期长度的参照标准，并被后续案例所承认、援引。

西力克是一名成功的、经验丰富的网球运动员，熟知反兴奋剂相关规定且接受过多次国际网球联合会进行的兴奋剂检查。2011 年 1 月起，西力克听从其医生建议而服用葡萄糖补剂，其经常购买的葡萄糖补剂中含有一种名为"Nicotinamide"的维生素。2013 年，西力克在外参加比赛期间，他拜托他的母亲代为购买即将用完的葡萄糖，他的母亲前往附近药店，购买了一种名为"Coramine Glucose"的药片，药片原料部分标明其中含有物质"nicéthamide"（法语：尼可刹米，根据世界反兴奋剂机构当时有效的禁用清单，其被归类于 S6. b 类"特定刺激剂"），西力克本人将其误认为"Nicotinamide"，所以并没有在意，在使用其母亲买的药片后，其样本检测结果出现了尼可刹米阳性。

在审理中，该案仲裁小组确立了十分具有参考意义的标准。他们将运动员的过错程度分为 3 个层次，并为不同程度设定了不同的禁赛期：第一，严重过错（significant degree of or considerable fault），对应禁赛期长度为 16～24 个月，通常为 20 个月。第二，一般过错（normal degree of fault），对应禁赛期长度为 8～16 个月，通常为 12 个月。第三，轻度过错（light degree of fault）对应禁赛期长度为 0～8 个月，通常为 4 个月。

仲裁小组在本案中阐明，个案中判断运动员属于以上哪个类别时，应当从客观标准与主观标准两个方面对运动员的过错程度进行评估。客观标准指一个理性的人，在当时运动员所处环境下，应当采取的注意标准。主观标准指从该运动员个人条件出发，判断其当时应该采取何种措施。在处理具体案件时，应当首先使用客观标准，以确定该运动员的过错具体属于严重过错、一般过错或是轻度过错。之后再使用主观标准，在对应的禁赛期长度内具体调整。仲裁小组认为：Coramine Glucose 既未以增强运动表现为卖点，也不是治疗性药物，任何人不需要处方即可购买。因此，运动员并不存在严重过错，即运动员应属于一般过错或轻度过错。经具体分析案情，仲裁小组最终给予西力克4个月的禁赛处罚。

二、国内规制概述

我国反兴奋剂斗争从20世纪80年代开始，在20年时间内逐步建立起较为完善的反兴奋剂法律体系。1989年我国正式颁布反兴奋剂的规范性文件，即国家体委颁布的《全国性体育竞赛检查禁用药物的暂行规定》，1990年我国开始进行兴奋剂检查。1992年中国奥委会反兴奋剂委员会成立。1995年国家体委颁布《禁止在体育运动中使用兴奋剂的暂行规定》。同年，颁布实施的《中华人民共和国体育法》规定在体育运动中严禁使用禁用的药物和方法并对禁用药物和方法进行检查，对兴奋剂违规行为规定了处罚措施。

2022年6月，第十三届全国人民代表大会常务委员会第三十五次会议修订的《中华人民共和国体育法》于2023年1月1日起实施。这次修订强调反兴奋剂对我国体育发展的重要基础作用，是推动反兴奋剂法治的重要标志，彰显中共中央、国务院坚决维护体育运动的纯洁、健康和公平竞争，禁止在体育运动中使用兴奋剂的决心意志。

为防止在体育运动中使用兴奋剂，保护体育运动参加者的身心健康，维护体育竞赛的公平竞争，国务院于2003年通过《反兴奋剂条例》，并于2004年施行。目前的反兴奋剂法律体系主要以《中华人民共和国体育法》中关于兴奋剂的规定为依据，国务院的行政法规《反兴奋剂条例》为核心，体育行政管理部门制定的法规性文件为主要内容。根据法律法规效力层级的不同，我国反兴奋剂法律体系主要由法律、行政法规、行政规章和相关规范性文件等组成。

（一）法律

反兴奋剂法律主要包括《中华人民共和国体育法》《最高人民法院关于审理走私、非法经营、非法使用兴奋剂刑事案件适用法律若干问题的解释》《中华人民共和国刑法修正案（十一）》。

1.《中华人民共和国体育法》

1995年，《中华人民共和国体育法》第一次将反对使用兴奋剂纳入国家法律范畴。

2022年新修订的《中华人民共和国体育法》第五章“反兴奋剂”一章，规定国家建立健全反兴奋剂制度；县级以上政府体育行政部门会同相关部门对兴奋剂问题实施综合治理；国务院体育行政部门负责制定反兴奋剂规范；国家设立反兴奋剂机构；反兴奋剂机构依法公开反兴奋剂信息，并接受社会监督；国家根据缔结或参加的有关国际条约，开展反兴奋剂国际合作，履行反兴奋剂国际义务。

2.《最高人民法院关于审理走私、非法经营、非法使用兴奋剂刑事案件适用法律若干问题的解释》

2019 年，最高人民法院发布《最高人民法院关于审理走私、非法经营、非法使用兴奋剂刑事案件适用法律若干问题的解释》，2020 年 1 月 1 日施行。标志着我国兴奋剂正式入刑，不再仅仅是纪律处分和行政处罚。但它并未创设新的罪名，只是将其并入已有罪名进行处罚。该解释共九条，第一、二条和第五条针对兴奋剂走私、非法经营、食品添加等行为，目的在于从源头上遏制涉兴奋剂犯罪，以阻止其非法进入体育领域。第三条规定："对未成年人、残疾人负有监护、看护职责的人组织未成年人、残疾人在体育运动中非法使用兴奋剂，具有下列情形之一的，应当认定为刑法第二百六十条之一规定的'情节恶劣'，以虐待被监护、看护人罪定罪处罚：(一)强迫未成年人、残疾人使用的；(二)引诱、欺骗未成年人、残疾人长期使用的；(三)其他严重损害未成年人、残疾人身心健康的情形。"第四条规定："在普通高等学校招生、公务员录用等法律规定的国家考试涉及的体育、体能测试等体育运动中，组织考生非法使用兴奋剂的，应当依照刑法第二百八十四条之一的规定，以组织考试作弊罪定罪处罚。明知他人实施前款犯罪而为其提供兴奋剂的，依照前款的规定定罪处罚。"第六条规定："国家机关工作人员在行使反兴奋剂管理职权时滥用职权或者玩忽职守，造成严重兴奋剂违规事件，严重损害国家声誉或者造成恶劣社会影响，符合刑法第三百九十七条规定的，以滥用职权罪、玩忽职守罪定罪处罚。依法或者受委托行使反兴奋剂管理职权的单位的工作人员，在行使反兴奋剂管理职权时滥用职权或者玩忽职守的，依照前款规定定罪处罚。"

3.《中华人民共和国刑法》

2020 年 12 月，全国人大常委会通过的《中华人民共和国刑法修正案(十一)》四十四有："在刑法第三百五十五条后增加一条，作为第三百五十五条之一：引诱、教唆、欺骗运动员使用兴奋剂参加国内、国际重大体育竞赛，或者明知运动员参加上述竞赛而向其提供兴奋剂，情节严重的，处三年以下有期徒刑或者拘役，并处罚金。组织、强迫运动员使用兴奋剂参加国内、国际重大体育竞赛的，依照前款的规定从重处罚。"《中华人民共和国刑法》第三百五十五条规定了非法提供麻醉药品、精神药品罪。根据此修正案，兴奋剂犯罪行为包括：①引诱、教唆、欺骗运动员使用兴奋剂参加国内、国际重大体育竞赛的行为；②明知运动员参加上述竞赛而向其提供兴奋剂情节严重的行为；③组织、强迫运动员使用兴奋剂参加国内、国际重大体育竞赛的行为；④涉案兴奋剂属于毒品、制毒物品等，构成涉及毒品、制毒物品的有关犯罪行为。

（二）行政法规

《反兴奋剂条例》于 2003 年 12 月 31 日国务院第 33 次常务会议通过，2004 年 3 月 1 日起施行(后经历2011年、2014年和2018年三次修改)。《反兴奋剂条例》的颁布与实施,标志着我国反兴奋剂工作纳入法治化、制度化和规范化的轨道,同时也是第一次将反兴奋剂从行业管理上升为国家管理。

《反兴奋剂条例》共6章47条,包括总则、兴奋剂管理、反兴奋剂义务、兴奋剂检查与检测、法律责任、附则。在"兴奋剂管理"一章中,主要对所涉蛋白同化制剂、肽类激素兴奋剂的生产、销售、进出口等行为进行管制;在"反兴奋剂义务"一章中,主要规定了体育社会团体、运动员管理单位和其他单位在兴奋剂监督管理、反兴奋剂教育和培训方面的义务,运动员接受兴奋剂检查的义务及教育机构对学生的反兴奋剂义务;在"兴奋剂检查与检测"一章中,规定了检查的主管部门及兴奋剂检查中的基本原则。在"法律责任"一章中,明确了对兴奋剂违法违规行为所需承担的体育责任、行政责任、民事责任和刑事责任。

(三)行政规章

我国在兴奋剂方面的行政规章由国家体育总局颁布,当前生效的主要包括《反兴奋剂管理办法》《国家体育总局兴奋剂违规责任追究办法》《反兴奋剂规则》《兴奋剂违规听证实施细则》《兴奋剂检查官管理办法》和《运动马匹反兴奋剂规则(暂行)》等。

【知识拓展】 反兴奋剂情报和调查

国际和国内反兴奋剂法治、反兴奋剂法律规制视野中,兴奋剂检查、检测、结果管理、上诉仲裁等是重要内容。除此之外,反兴奋剂情报和调查(以下简称情报和调查)也是其中值得关注和学习了解的内容。

一方面,情报和调查具有法律支持基础。根据《世界反兴奋剂条例》规定,应当开展以反对兴奋剂为目的的调查并获得、处理相应情报信息。同时,基于《世界反兴奋剂条例》,世界反兴奋剂机构还制定《检查和调查国际标准》,一并纳入国际反兴奋剂法律规制。

《检查和调查国际标准》制定反兴奋剂情报收集和调查标准并指出,反兴奋剂组织应当确保能够从各种渠道获取、评估和处理反兴奋剂情报,以遏制和发现使用兴奋剂,为制定有效的、以情报为导向的、适当的检查计划来提供信息,规划目标调查,并按照《世界反兴奋剂条例》相关条款开展调查。《检查和调查国际标准》指出,反兴奋剂情报渠道包括但不限于运动员和运动员辅助人员、公众(匿名热线电话、举报等)、样本采集人员、实验室、制药公司、其他反兴奋剂组织、世界反兴奋剂机构、国家单项体育协会、执法机关、其他监管或纪律处罚机构和各种形式的媒体。《检查和调查国际标准》确定,反兴奋剂调查对象包括但不限于非典型性结果、非典型性生物护照结果和生物护照阳性结果,合理理由怀疑发生兴奋剂违规,对阳性检测结果的相关情况或由此引发的问题,对证实兴奋剂违规的运动员,调查运动员辅助人员或其他当事人。《检查和调查国际标准》指出,对调查结果,反兴奋剂组织应当迅速、毫不拖延地做出决定。

在世界反兴奋剂工作体系中，世界反兴奋剂机构和国际兴奋剂检查机构均公开发布本组织的情报和调查职能，并在各自官方网站上设立渠道接收相关举报。根据官网公开披露，我国国家级反兴奋剂机构——中国反兴奋剂中心设有情报和调查处。其负责反兴奋剂有关的情报信息的收集整理、研究分析和处理，情报信息与系统的建立；对可能存在的兴奋剂违规开展调查；参与兴奋剂源头治理，并与执法部门进行合作开展联合调查等。

另外，反兴奋剂调查是反兴奋剂法治的内容组成。配合反兴奋剂调查是运动员、教练员和其他体育从业人员的法定义务。

第二节 体育运动参与者在反兴奋剂工作中的权利及责任与义务

一、体育运动参与者在反兴奋剂工作中的权利

（一）实体性权利

《世界反兴奋剂条例》对世界反兴奋剂体系的宗旨之一为保障运动员参加无兴奋剂的体育运动的基本权利，从而增进世界范围内运动员的健康、公平与平等。我国《反兴奋剂条例》也明确规定，该条例的重要目的是防止在体育运动中使用兴奋剂，保护体育运动参加者的身心健康，维护体育竞赛的公平竞争。《反兴奋剂管理办法》也规定，制定本办法的目的是防止在体育运动中使用兴奋剂，保护体育运动参与者的身心健康，维护体育竞赛的公平竞争。据此，运动员有参加无兴奋剂的体育运动的基本权利，以及健康、公平与平等权利。

（二）程序性权利

1. 运动员兴奋剂检查中的权利

兴奋剂检查程序（图 7-1）包括通知运动员，到兴奋剂检查站报到，在兴奋剂检查站内候检，样本准备，监督排尿，挑选样本瓶，封装样本，测量尿比重，血检，核对记录并签名。

(1) 运动员被选择确定接受兴奋剂检查时，有权要求检查官出示检查证件（兴奋剂检测工作证）和一次性授权书。如果未能出示，运动员有权拒绝接受检查。

(2) 接到兴奋剂检查通知单后，运动员有权在 1 h 内（经兴奋剂检查官同意）进行如参加新闻发布会和发奖仪式、接受必要的治疗等活动后，再到兴奋剂检查站接受检查。但是，运动

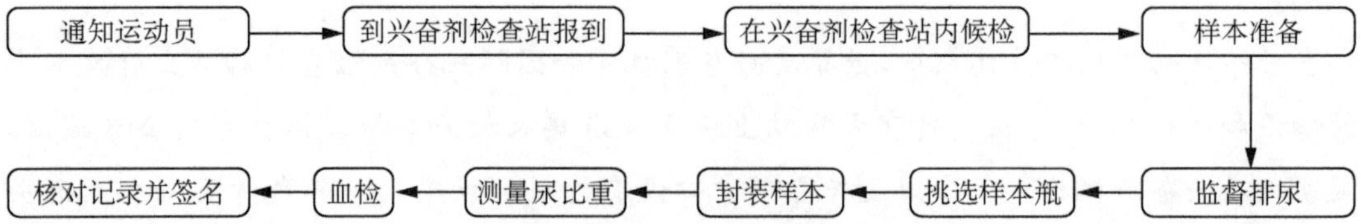

图 7-1　兴奋剂检查程序

参考中国反兴奋剂官网相关内容而绘制

员的一切行动必须在检查人员的监督之下。

(3) 如果运动员在检查站发现有与检查无关的人员，有权提出异议。

(4) 对检查人员的操作应仔细检查，当运动员认为操作不符合程序时应立即指出，并有权要求重新留尿。

(5) 在填写兴奋剂检查单时，运动员可根据检查单上的要求填写最近数日内服用的药物和营养品名称；检查结束后，运动员有权得到一份兴奋剂检查记录单副本(运动员应妥善保存副本)。

(6) 接到 A 瓶阳性的通知后，运动员有权做出说明，并提出是否打开 B 瓶的申请。

2. 结果管理中的听证权利

(1) 结果管理：《世界反兴奋剂条例》第 8 条规定了当事人对兴奋剂结果管理有获得公平听证和听证决定通知的权利。结果管理是一个兴奋剂违规问题的程序(图 7-2)，旨在建立一个听证前管理程序，处理可能存在的兴奋剂违规。

结果管理应当由启动和指导样本采集的反兴奋剂组织负责(或者如果不涉及样本采集，则由最先向运动员或其他当事人发出可能存在兴奋剂违规通知并努力追查该兴奋剂违规的反兴奋剂组织负责)，并受其程序规则约束。

(2) 听证：当事人、利害关系人对检测结果或其他兴奋剂违规的指控有异议，或者要求对其涉嫌兴奋剂违规做出陈述、申辩，提交书面听证申请的，应当举行听证(图 7-3)。当事人、利害关系人如未提交听证申请，中心认为确有必要的，也可举行听证。参照《世界反兴奋剂条例》的有关条款，国家体育总局于 2011 年颁布了《兴奋剂违规行为听证规则(暂行)》。根据《兴奋剂违规行为听证规则(暂行)》，兴奋剂检查产生阳性检测结果或其他兴奋剂违规行为需要组织听证的，适用《兴奋剂违规行为听证规则(暂行)》。2021 年国家体育总局颁布了新的《反兴奋剂规则》，中国反兴奋剂中心也同步制定了《兴奋剂违规听证实施细则》。

1) 公正听证：对于被指控兴奋剂违规的任何当事人，负责结果管理的反兴奋剂组织应当至少在合理的时间内，由一个公平、公正和运行独立的听证小组依照世界反兴奋剂机构《结果管理国际标准》召开一次公平听证会。应当依照规定公开披露，及时做出合理决定，尤其是要包括对禁赛期和依照规定取消比赛成绩的原因的解释。

2) 赛事听证：与赛事相关的听证会可以依照相关反兴奋剂组织和听证小组的规则，通过快速程序召开。

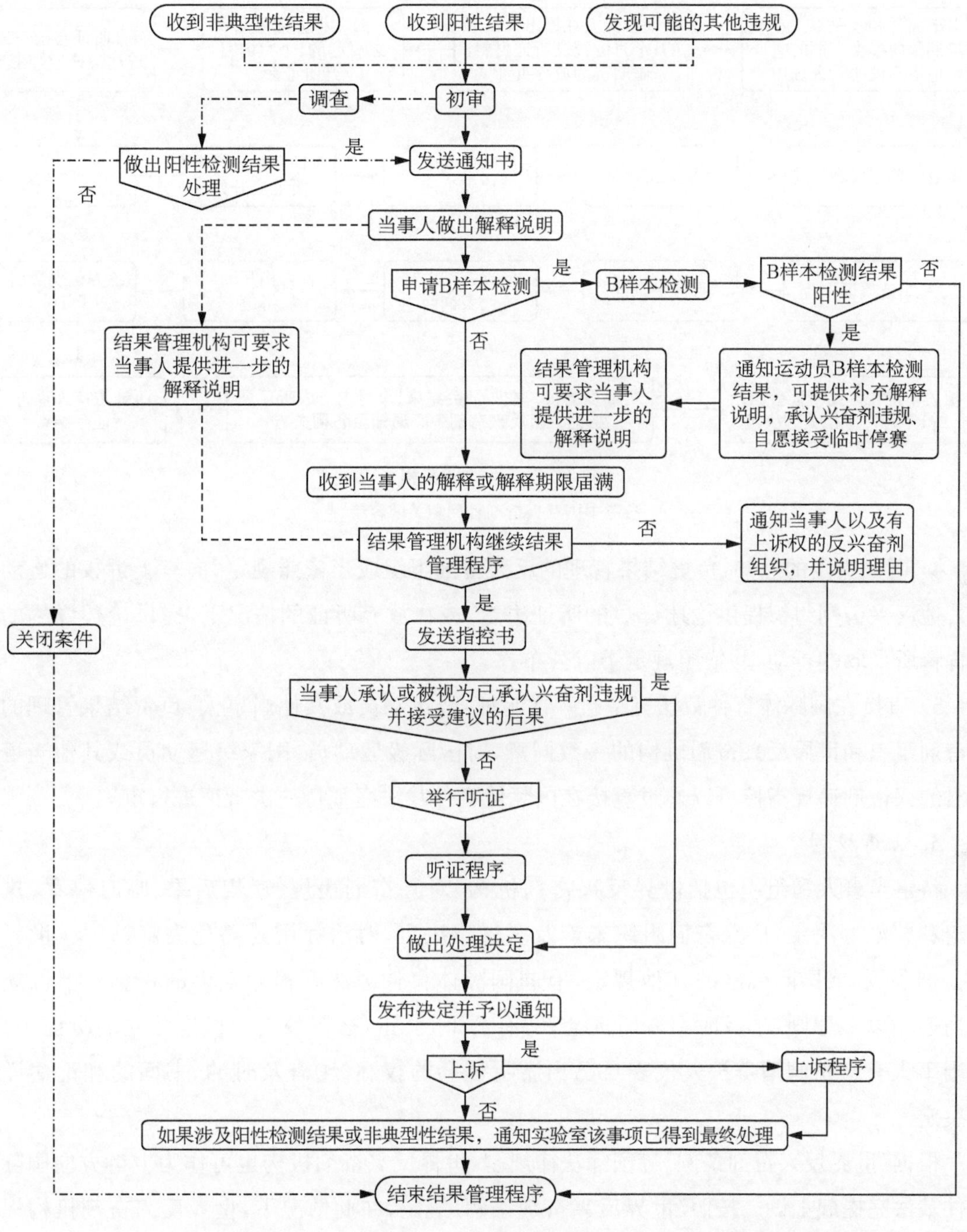

图 7-2　结果管理程序与流程

参考《世界反兴奋剂条例》《结果管理国际标准》《反兴奋剂规则》绘制

3）放弃听证：运动员或其他当事人可以明确表示放弃听证的权利，或因未能在反兴奋剂组织规则规定的特定期限内，对反兴奋剂组织做出的兴奋剂违规指控质疑而放弃听证的权利。

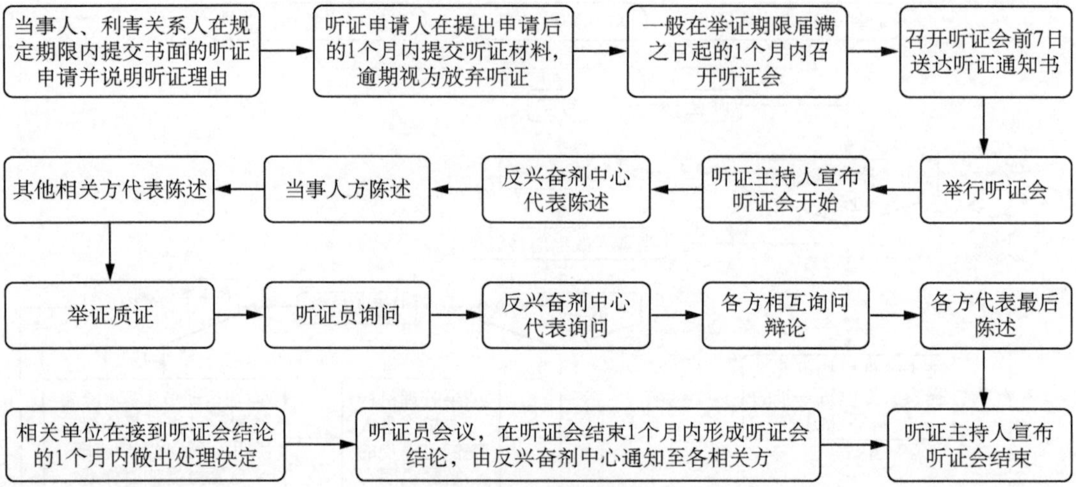

图 7-3 听证流程

参考中国反兴奋剂官网相关内容绘制

4）听证决定的通知：负责结果管理的反兴奋剂组织应当依照规定，向有上诉权的运动员或其他反兴奋剂组织提供论述详尽的听证决定，或在放弃听证的情况下，提供论述详尽的决定解释所采取的行动，并依照规定予以公布。

5）直接在国际体育仲裁法庭举行一次听证：经运动员或其他当事人、负责结果管理的反兴奋剂组织和世界反兴奋剂机构的一致同意，对国际级运动员、国家级运动员或其他当事人提出的兴奋剂违规指控可以通过直接在国际体育仲裁法庭举行一次听证进行审理。

3．上诉权利

特定当事人和组织包括世界反兴奋剂机构，对兴奋剂违规、违规后果、临时停赛、执行决定和权限等决定，反兴奋剂组织未能及时做出决定，对治疗用药豁免决定，以及《世界反兴奋剂条例》或国际标准的其他规定，有向国际体育仲裁法庭提起上诉的权利。上诉规则应当遵循以下原则：①及时召开听证会；②有公平、公正、运行独立和机构独立的听证小组；③当事人有自费聘请辩护人代表自己出席听证会的权利；④有及时的、书面的和论述详尽的决定。

根据《世界反兴奋剂条例》等国际法律规制，世界反兴奋剂机构也可作为上诉方向国际体育仲裁法庭提起上诉。按照《世界反兴奋剂条例》规定，在此情况下，世界反兴奋剂机构提出上诉的截止日期应当以下列两个日期中较晚者为准：①任何有上诉权的其他当事方上诉期截止后的 21 天；②世界反兴奋剂机构收到与该决定有关的完整案卷后的 21 天。①

① 国际体育仲裁法庭位于瑞士，根据《瑞士联邦国际私法典》规定，凡是仲裁地为瑞士的仲裁裁决，瑞士联邦最高法院均可行使撤销权。据此，当事人如果对国际体育仲裁法庭的裁决不服的，可以向瑞士联邦最高法院提起诉讼，要求撤销仲裁裁决。

二、体育运动参与者在反兴奋剂工作中的责任与义务

运动员在反兴奋剂工作中的责任与义务：

（1）了解并遵守依照《世界反兴奋剂条例》制定的所有适用的反兴奋剂政策和规则。

（2）随时准备接受样本采集。

（3）在反兴奋剂领域，对自己摄入的物质和使用的方法负责。

（4）告知医务人员，运动员有义务不使用禁用物质和禁用方法，并有责任确保自己接受的任何治疗不违反依照《世界反兴奋剂条例》制定的反兴奋剂政策和规则。

（5）告知其所属国家反兴奋剂组织和国际单项体育联合会关于非签约方发现该运动员在过去10年内兴奋剂违规的任何决定。

（6）配合反兴奋剂组织调查兴奋剂违规。

（7）应任何对运动员有管辖权的反兴奋剂组织的要求，披露其运动员辅助人员的身份。

（8）《世界反兴奋剂条例》第21.2条规定了运动员辅助人员的责任与义务。

（9）了解并遵守依照《世界反兴奋剂条例》制定的，适用于他们自己以及他们所支持的运动员的所有反兴奋剂政策和规则。

（10）配合运动员检查计划。

（11）培养运动员的反兴奋剂观念。

第三节　兴奋剂违规行为与法律责任

一、兴奋剂违规行为

综观世界各国和世界性反兴奋剂的相关法律和条约，对于兴奋剂违规行为的规定主要有3种：列举式、概括式和结合式。①列举式一般由反兴奋剂法律或条约进行列举；②概括式即对兴奋剂违规行为作概括规定；③结合式即反兴奋剂法律或条约对兴奋剂违规行为先作概括规定，然后再作列举式规定。有关兴奋剂违规行为的种类和形式，很多国家都遵循《世界反兴奋剂条例》的规定，要求与之相同或者类似。我国国家体育总局制定的《反兴奋剂规则》关于兴奋剂违规行为的规定保持了与《世界反兴奋剂条例》相关规定的一致性。

1. 兴奋剂违规行为的种类

《世界反兴奋剂条例》对兴奋剂违规行为采用的是概括式加列举式，先是在第 1 条中对使用兴奋剂的行为进行概括性定义，继而在第 2 条中又详细列举了兴奋剂违规行为的 11 种具体表现形式。根据第 1 条的规定，使用兴奋剂的行为是指发生了《世界反兴奋剂条例》第 2.1 条至第 2.11 条中的一项或多项兴奋剂违规行为。根据第 2 条的规定，这 11 种兴奋剂违规行为具体见下文（图 7-4）。

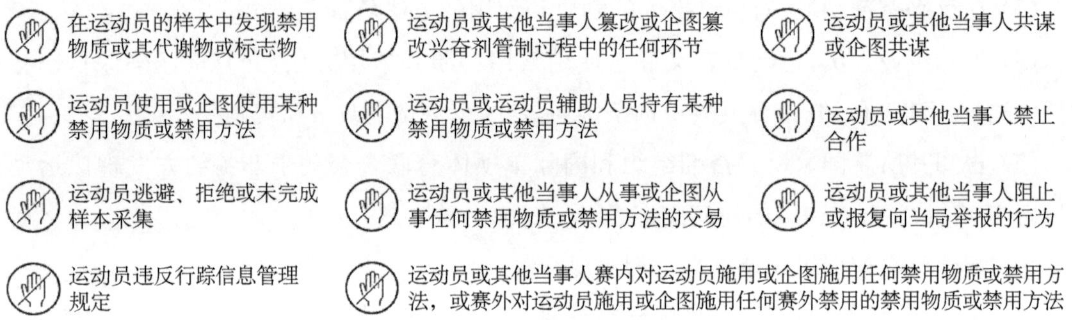

图 7-4　11 种兴奋剂违规行为

（1）在运动员的样本中发现禁用物质或其代谢物或标志物：这样的检测结果即为阳性。确保没有禁用物质进入自己体内是运动员的个人责任，运动员对其样本中发现的任何禁用物质或其代谢物或标志物负责，不需要证明运动员的意图、过错、疏忽或明知使用。在判定兴奋剂违规时，只要在其样本中发现禁用物质或其代谢物或标志物即违规，不需要考虑运动员是否故意或者过失，这一规定被称为严格责任原则；但在处罚运动员时，其过错程度会影响处罚的轻重。该原则在国际体育仲裁法庭审理兴奋剂案件时得到一贯支持。

【反兴奋剂案例分析】　误服误用兴奋剂

2014 年 5 月全国游泳冠军赛，某省男子游泳运动员 S 的 A 瓶结果呈刺激剂曲美他嗪阳性。S 被立即停止参加国际国内比赛，并接受调查。S 放弃 B 瓶检测，申请召开听证会对阳性原因做出解释说明。调查表明 S 存在心肌缺血等症状，专家建议口服“万爽力”（盐酸曲美他嗪片），以改善心肌缺血、保护心肌。2014 年前，曲美他嗪并不在禁用清单之列，从 2014 年开始，该物质被列为禁用清单中刺激剂禁用物质。由于运动员及其队医对曲美他嗪已被禁用的情况不了解，依然按照医嘱让 S 使用盐酸曲美他嗪片，且因疏忽在接受兴奋剂检查时未填报 7 天内用药。听证会认可 S 的解释说明，但是根据严格责任的原则，S 没有完全尽到注意义务，对阳性的发生负有责任，其队医给运动员提供药物也存在严重失职。中国游泳协会取消运动员相关比赛成绩，S 被禁赛 3 个月，罚款 5 000 元；队医 1 年内不得参加辅助工作，罚款 1 万元；某省游泳协会被警告。

（2）运动员使用或企图使用某种禁用物质或禁用方法：在判定此违规行为时，不需要像上一条要求有样本证明，任何可靠的方法都可用于证明使用。例如，运动员的自认、证人证言、书面证据、从纵向档案中得出的结论，包括作为运动员生物护照的一部分收集的数据，或不能完全满足上一条规定的证明“存在”禁用物质的所有要求的其他检测信息。该条的违规行为的认定同样适用严格责任原则，不需要证明运动员的意图、过错、疏忽或是否明知使用。对于“企图使用”禁用物质或禁用方法，需要证明运动员的意图从而证明这一特定兴奋剂违规，但这并不影响严格责任原则的适用。

【反兴奋剂案例分析】 生物护照判定违规

2015 年 7 月至 2016 年 4 月，某省女子田径运动员 L 接受了反兴奋剂中心的运动员生物护照检查，多项血样检测数据异常，生物护照评估后，认定为生物护照阳性结果。经专家审核，一致认为该材料不能解释生理或病理原因，极有可能使用了禁用物质，认定该运动员生物护照检查兴奋剂违规成立。之后，运动员方又申请召开听证会，听证员一致认为对运动员 L 检查判定符合相关国际标准和指南，且运动员方未对其兴奋剂违规提交合理解释。中国田径协会对运动员 L 做出禁赛 4 年和负担 40 例兴奋剂检测费用(4 万元)的处罚；主管教练员 D 禁赛 2 年和负担 20 例兴奋剂检测费用(2 万元)；某省田径协会被警告和负担 40 例兴奋剂检测费用(4 万元)。

(3) 运动员逃避、拒绝或未完成样本采集：如果运动员故意避开兴奋剂检查官以逃避通知或检查，则构成违反“逃避样本采集”的兴奋剂违规；“未完成样本采集”的违规行为可由运动员故意或疏忽导致。

【反兴奋剂案例分析】 逃避兴奋剂检查

2004 年 8 月，田径运动员 A 和 B 在雅典奥运会前夕突然退出了比赛。A 和 B 宣称，他们是在赶回奥运村的路上遭遇了车祸。有媒体爆料，这场离奇车祸纯属人为制造，是两人为逃避药检编造的故事，企图蒙混过关。而两人的前教练也为其掩盖罪行，帮助他们对警察撒谎。经查，国际奥委会以制造车祸以及提供虚假信息的罪名起诉这两位田径运动员。2016 年，两人承认了制造车祸以逃避兴奋剂检查的行为。国际田径联合会对两人做出禁赛 2 年的处罚；国际奥委会禁止其参加 2008 年北京奥运会。

(4) 运动员违反行踪信息管理规定：在兴奋剂注册检查库库内的运动员，应当按照相关要求申报其行踪信息。如果注册检查库中的运动员在 12 个月内累计出现 3 次《结果管理国际标准》中规定的错过检查和或未按规定申报行踪信息填报的，则构成此项违规行为。

【反兴奋剂案例分析】 错过检查

2014 年 4 月，某省女子自行车运动员 Y 在回家休假期间，隐瞒相关信息，担任领骑员参加残疾人自行车比赛，未按照规定申报行踪信息，导致其一个月内 3 次未在其申报的地点接受兴奋剂检查。按照《世界反兴奋剂条例》规定，18 个月内累计 3 次错过兴奋剂检查，构成兴奋剂违规。中国自行车协会对 Y 做出禁赛 2 年的处罚，教练员 A 被警告和禁赛 3 个月，对某省自行车协会提出了警告，惩罚其承担 10 例兴奋剂检测费用(1 万元)。

(5) 运动员或其他当事人篡改或企图篡改兴奋剂管制过程中的任何环节：篡改或企图篡改兴奋剂管制过程中的任何环节篡改成功与否均不影响违规行为的成立。

【反兴奋剂案例分析】 破坏兴奋剂检查样品

2010 年 1 月，中国反兴奋剂中心接到举报，反映某省举重队主教练员 C 正在组织对其所带运动员有计划地使用兴奋剂，中国反兴奋剂中心会同国家体育总局科教司等组成调查小组，对该队伍的训练驻地实行突击检查，并在运动员 T、教练员 U 的房间发现了拟睾酮素、丙酸睾酮等大量兴奋剂。同时，该队运动员 D 检测结果呈蛋白同化制剂美雄酮阳性，运动员 G 和运动员 C 在采样过程中，故意将尿样打翻，破坏样品的完整性。教练员 C 非法购买、组织使用兴奋剂且干扰兴奋剂检查，取消教练员资格，终身不得从事体育管理工作和运动员辅助工作，罚款 1 万元，并受到党纪政纪处分；对该省举重队提出了警告，全队禁赛 1 年，罚款 6 万元。

(6) 运动员或运动员辅助人员持有某种禁用物质或禁用方法：此种兴奋剂违规行为包括未获得有效的治疗用药豁免或无其他正当理由，运动员赛内外持有任何禁用物质或禁用方法，未获得有效的治疗用药豁免或无其他正当理由，辅助人员赛内持有任何禁用物质或禁用方法，或者赛外持有任何与运动员训练、比赛有关的赛外禁用物质或方法。此处可接受的正当理由不包括如为赠送朋友或亲属而购买或持有禁用物质，除非该当事人有正当的医疗理由和医生开具的处方，如为糖尿病患儿购买胰岛素。可接受的理由包括如运动员或队医使用禁用物质或禁用方法(如肾上腺素自动注射器)处理急性病和应对紧急情况，或在申请和收到治疗用药豁免决定前不久，运动员因治疗而持有禁用物质或禁用方法。

(7) 运动员或其他当事人从事或企图从事任何禁用物质或禁用方法的交易：这种行为即构成兴奋剂违规。

【反兴奋剂案例分析】 交易、施用、组织使用兴奋剂

2006 年 8 月，中国奥委会反兴奋剂委员会、国家体育总局相关部门组成联合调查组，对某市体育运动学校集训队进行突击检查，现场发现多名运动员使用促红细胞生成素、丙酸睾酮等违禁物质，并在该校校长 S 的房间查获大量违禁药物。经查，使用违禁药物的多为该校参加省运会的青少年运动员。该校为了备战省运会，在某高校进行封闭训练，校长 S 为取得好成绩，决定给有希望取得好成绩的运动员使用违禁药物，分别从某药房和某公司的销售员手中购买了大量违禁药物，与其他管理人员一同分发给运动员使用。该体校所在省份的省体育局取消该市参加省运会田径比赛的资格，并禁赛 1 年，使用兴奋剂的运动员禁赛 2 年，组织者 S 开除党籍、开除公职处分，给其他相关责任人党纪政纪处分。

(8) 运动员或其他当事人赛内对运动员施用或企图施用任何禁用物质或禁用方法，或赛外对运动员施用或企图施用任何赛外禁用物质或禁用方法：此类行为即构成兴奋剂违规。

《世界反兴奋剂条例(2021)》"施用"的一般定义为提供、供应、指导、协助或以其他方式参与他人使用或企图使用某种禁用物质或禁用方法。

(9) 运动员或其他当事人共谋或企图共谋：运动员或其他当事人协助、怂恿、资助、教唆、策划、包庇兴奋剂违规，或者以其他形式故意共同实施上述行为的，或者企图实施上述行为的，或者以上述方式帮助处于禁赛期的当事人违规参加比赛或其他有关体育活动的，均构成兴奋剂违规。

(10) 运动员或其他当事人禁止合作：运动员和其他当事人不得与因兴奋剂违规而被禁赛或因兴奋剂问题已被刑事定罪或受到职业纪律处分的教练员、体能教练、医生或其他运动员辅助人员合作，禁止与禁赛期间的教练员或运动员辅助人员的任何其他运动员合作。禁止合作的类型包括：①获得训练、战术、技术、营养或医学建议；②获得理疗、治疗或处方；③提供任何身体物质以供检测；④允许运动员辅助人员担任经纪人或代表。

【反兴奋剂案例分析】　运动员使用兴奋剂违规人员从事运动员辅助工作

在 2009 年全运会前夕，某省田径队秘密与已被中国田径协会终身禁赛的教练员 W 签订协议，违规聘请他继续执教。结果 2009 年 9 月，该省女子田径运动员 Z 检测结果呈外源性睾酮代谢物、外源性促红细胞生成素阳性。运动员 Z 和他的注册教练 W，分别被中国田径协会做出禁赛 4 年，罚款 2 万元的处罚。不仅失去了第十一届全运会的参赛资格而且被禁止参加第十二届全运会。该省田径协会被给予警告和罚款 4 万元的处罚。

(11) 运动员或其他当事人阻止或报复向当局举报的行为：本条款规定的目的在于保护善意举报人，但不保护故意进行虚假举报的人。运动员或其他当事人阻止举报人向有关部门举报或报复举报人，如果不构成篡改或企图篡改兴奋剂管制环节的行为，则构成此处的兴奋剂违规行为。这种行为包括：①威胁或企图恐吓他人，以阻止其向世界反兴奋剂机构、其他反兴奋剂组织、执法或监管部门、职业纪律或听证机构、调查人员等善意举报与涉嫌兴奋剂违规或不遵守《世界反兴奋剂条例》有关的信息；②对向上述组织和人员善意提供与涉嫌兴奋剂违规或不遵守《世界反兴奋剂条例》有关的证据或信息的人员进行打击报复；③威胁、恐吓和报复包括对举报人做出的缺乏善意的行为或严重不恰当的行为。

2. 兴奋剂违规行为的行业处罚

根据《世界反兴奋剂条例》和很多国家的反兴奋剂规范，兴奋剂违规行为的体育类处罚主要包括取消其比赛成绩和参赛资格、禁赛、要求其承担兴奋剂检测费用(图 7-5)。

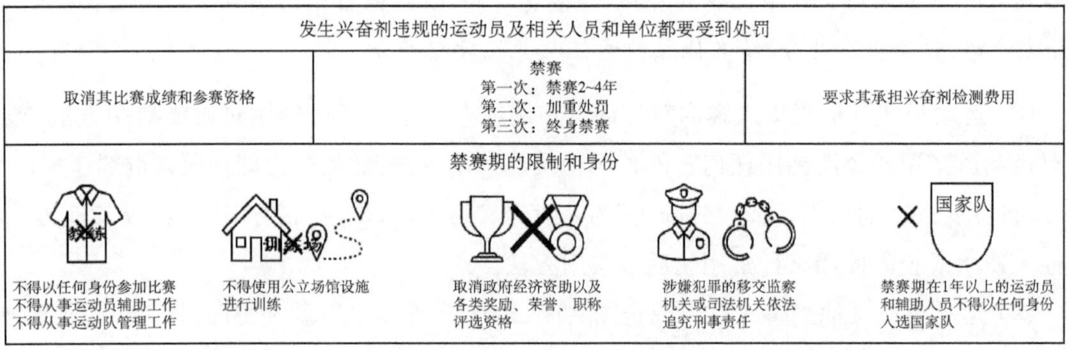

图 7-5　发生兴奋剂违规的运动员及相关人员和单位受罚示意图

修改自中国反兴奋剂官网相关内容

（1）取消其比赛成绩和参赛资格：在个人项目比赛中，如果赛内检查中发现兴奋剂检测结果呈阳性，则自动取消比赛成绩，同时取消该次比赛成绩所获得的奖牌、奖金和积分。在赛事期间发生的或与赛事有关的兴奋剂违规，赛事组织可取消运动员在该赛事中取得的所有个人成绩，并取消奖牌、积分和奖金等。是否取消该赛事其他比赛的个人成绩，应当考虑运动员兴奋剂违规的严重程度、阳性之前的其他比赛检测结果等因素。运动员能证明自己对兴奋剂违规无过错或无疏忽的，不取消该赛事其他比赛的个人成绩，但可能已经受到该违规影响的成绩除外。

（2）禁赛：对于运动员和其他当事人禁赛的期限主要根据违规行为的种类、违规严重程度、当事人的过错程度、违规次数及其他情形决定。

当事人故意实施兴奋剂违规行为时，处罚较重。无过错或无疏忽时免予禁赛，无重大过错或无重大疏忽、主动承认或自认违规行为时会减少禁赛期。另外，当事人有立功表现的会减免处罚。此处的故意是指当事人在实施某种行为时，明知该行为已经构成兴奋剂违规，但仍实施该行为；或者知道该行为有很高风险可能构成兴奋剂违规，但仍无视该风险实施该行为。无过错或无疏忽是指当事人证明自己尽到了应尽的注意义务。立功表现包括当事人提供切实协助，帮助反兴奋剂中心发现、指控他人兴奋剂违规的，或者帮助司法机关、职业纪律机构指控与兴奋剂有关的犯罪或职业违规行为的；或者帮助司法机关、职业纪律机构指控兴奋剂以外的违反体育诚信的犯罪或违规行为，并得到世界反兴奋剂机构同意的；或者帮助世界反兴奋剂机构发现不遵守《世界反兴奋剂条例》、国际标准或技术文件行为的。主动承认是指当事人在接到检查通知或涉嫌其他兴奋剂违规的通知前，主动承认兴奋剂违规，且该承认在当时是证实违规唯一可靠证据的情形。当事人在受到反兴奋剂中心的兴奋剂违规指控后自认兴奋剂违规，并同意接受反兴奋剂中心和世界反兴奋剂机构确定的处罚的，也会减少禁赛期。

禁赛期的起算自确定禁赛的最终听证会决定做出之日开始；未召开听证会的，自接受禁赛或强制实施禁赛处罚之日开始。运动员已因兴奋剂违规而处于禁赛期的，新的禁赛期从当前禁赛期结束后的第一天开始执行。听证或兴奋剂管制过程中出现不应归责于当事人的实质性延误的，禁赛期可以提前至样本采集之日或最近一次兴奋剂违规发生之日这两个日期中较早的一个起算。追溯禁赛期内的比赛成绩也应当取消。

【反兴奋剂案例分析】 替换运动员尿样，终身禁赛

2009年8月，反兴奋剂中心在检测某省体育局委托检查的样本时，发现4例肽类激素阳性。这4例阳性是该局科研人员O为测试非法购买的违禁药物，利用担任兴奋剂检查官的便利，用自己的尿样替换运动员的尿样。该科研人员替换尿样送检的行为是一起性质恶劣，情节严重的兴奋剂违规事件。经国家体育总局批准，该省体育局给予O终身不得从事体育管理和运动员辅助工作的处罚，并给予相关人员行政处分。

（3）承担兴奋剂检测费用：当事人被认定实施兴奋剂违规的，会被要求根据违规情节的轻重和比例原则承担兴奋剂检测费用，补偿反兴奋剂工作的必要支出。当事人因兴奋剂违规被禁赛4年以上的，其管理单位也将会受到要求承担相应比例检测费用的处罚。对当事人的罚款，只适用于其兴奋剂违规所能适用最长禁赛期的案件。不得将支付兴奋剂检测费用或罚款用于减少禁赛期或抵消兴奋剂违规的其他后果。在我国，如果当事人为未成年人，且缺乏收入来源的；或者确实存在无力缴纳兴奋剂检测费用的特殊情形，提出书面申请并查证属实的，可以酌情减轻或免除承担兴奋剂检测费用的经济处罚。兴奋剂违规的当事人，我国体育主管部门、体育社会团体、运动员管理单位等可以根据违规情节的轻重，在禁赛期间停止向其提供全部或部分经济资助、奖励或其他收益，无过错或无疏忽、无重大过错或无重大疏忽规定的情形除外。

【反兴奋剂案例分析1】 故意使用兴奋剂，禁赛和承担兴奋剂检测费用的经济处罚

2015年9～10月，某省男子田径运动员Y在一青年运动会前接受了多次赛外检查，其中9份尿样检测结果均呈蛋白同化制剂（睾酮代谢物）阳性，创国内单人检测阳性例数纪录。这是一起严重的故意使用兴奋剂事件，运动员未对阳性结果做出任何有效解释说明，且教练员L及相关管理单位负有不可推卸的责任。运动员Y被禁赛4年，承担40例检测费用（4万元）；教练员L禁赛4年，承担80例检测费用（8万元）。

【反兴奋剂案例分析2】

2017年9月3日，第十三届全运会赛内兴奋剂检查中，某省体育代表团女子田径运动员Y的尿样检测结果呈司坦唑醇代谢物阳性。该运动员代表该省参加第十三届全运会，责任单位认定为某省体育代表团。运动员Y被取消第十三届全运会比赛成绩，禁赛4年，承担40例兴奋剂检测费用；主管教练员W被禁赛4年，承担40例兴奋剂检测费用；某省田径协会被警告，承担40例兴奋剂检测费用，并计某省田径项目阳性1例；给予某省代表团全国体育系统内通报批评，取消该省代表团第十三届全运会体育道德风尚奖评选资格。

二、 兴奋剂法律责任

1. 刑事责任

我国有关兴奋剂违规的刑事犯罪包括妨害兴奋剂管理罪，走私国家禁止进出口的货物、物品罪，非法经营罪，虐待被监护、看护人罪，组织考试作弊罪，生产、销售不符合安全标准的食品罪，生产、销售有毒、有害食品罪，玩忽职守罪。

“妨害兴奋剂管理罪”来源于2020年12月26日全国人民代表大会常务委员会第二十四次会议通过的《刑法修正案（十一）》。根据第四十四条：“在刑法第三百五十五条后增加一条，作为第三百五十五条之一：‘引诱、教唆、欺骗运动员使用兴奋剂参加国内、国际重大体育竞赛，或者明知运动员参加上述竞赛而向其提供兴奋剂，情节严重的，处三年以下有期徒刑或者拘役，并处罚金。组织、强迫运动员使用兴奋剂参加国内、国际重大体育竞赛的，依照前款的规定从重处罚。’”

“妨害兴奋剂管理罪”规定了3种行为方式：引诱、教唆、欺骗运动员使用兴奋剂；向运动员提供兴奋剂；组织、强迫运动员使用兴奋剂。若要构成本罪，除了符合上述3种行为方式外，运动员参加的赛事还应当是国内或国际重大体育赛事。

涉嫌兴奋剂走私国家禁止进出口的货物、物品罪是指运动员、运动员辅助人员走私《兴奋剂目录》所列物质，或者其他人员以在体育竞赛中非法使用为目的走私《兴奋剂目录》所列物质，涉案物质属于国家禁止进出口的货物、物品的行为。涉嫌兴奋剂非法经营罪是指违反国家规定，未经许可经营《兴奋剂目录》所列物质，涉案物质属于法律、行政法规规定的限制买卖的物品，扰乱市场秩序，情节严重的行为。

生产、销售含有《兴奋剂目录》所列物质的食品，符合《刑法》第一百四十三条（生产、销售不符合安全标准的食品罪）、第一百四十四条规定（生产、销售有毒、有害食品罪）的，以生产、销售不符合安全标准的食品罪，生产、销售有毒、有害食品罪定罪处罚。

国家机关工作人员在行使反兴奋剂管理职权时滥用职权或者玩忽职守，造成严重兴奋剂违规事件，严重损害国家声誉或者造成恶劣社会影响，符合《刑法》第三百九十七条（玩忽职守罪）规定的，以滥用职权罪、玩忽职守罪定罪处罚。依法或者受委托行使反兴奋剂管理职权的单位的工作人员，在行使反兴奋剂管理职权时滥用职权或者玩忽职守的，依照前述规定定罪处罚。

2. 民事责任

民事主体因违反法律或合同规定的民事义务，从而侵害了他人的财产或人身权利时，依法应当承担民事责任。根据《反兴奋剂条例》的规定，兴奋剂民事责任承担的对象是运动员，责任的主体包括体育社会团体、运动员管理单位和运动员辅助人员。承担责任的原因：一是体育社会团体、运动员管理单位向运动员提供兴奋剂或者组织、强迫、欺骗运动员在体育运动中使用兴奋剂的，或运动员辅助人员组织、强迫、欺骗、教唆运动员在体育运动中使用兴奋剂，并对运动员人身造成了损害时；二是运动员辅助人员向运动员提供兴奋剂，或者协助运动员在体育运动中使用兴奋剂，或者实施影响采样结果行为，造成运动员人身损害时。民事责任的形式是依法承担民事赔偿责任。尽管《反兴奋剂条例》规定有民事责任，但鉴于种种原因，截至目前尚未看到有运动员因兴奋剂活动民事赔偿的案例。

3．行政责任

行政责任是指国家行政机关及其公务人员在行政活动中违反行政法律规范要求履行和承担的义务而应承担的法律责任。

体育主管部门和其他行政机关及其工作人员不履行职责，或者包庇、纵容非法使用、提供兴奋剂，或者有其他违反《反兴奋剂条例》行为的，对负有责任的主管人员和其他直接责任人员，依法给予行政处分；体育社会团体、运动员管理单位违反《反兴奋剂条例》规定，负有责任的主管人员和其他直接责任人员属于国家工作人员的，还应当依法给予撤职、开除的行政处分；运动员辅助人员违反《反兴奋剂条例》规定，属于国家工作人员的，还应当依法给予撤职、开除的行政处分。兴奋剂违规行为人的行政法律责任主要规定于我国《反兴奋剂条例》“法律责任”一章第三十七条、第四十二条、第四十四条和第四十五条等，兴奋剂违规行为行政责任的承担主体主要包括体育主管部门和其他行政机关及其工作人员、属于国家工作人员的运动员、医师、体育健身活动经营单位等；处罚的措施包括撤职、开除、警告、停止执业等。具体如下：

《反兴奋剂条例》第三十七条规定：“体育主管部门和其他行政机关及其工作人员不履行职责，或者包庇、纵容非法使用、提供兴奋剂，或者有其他违反本条例行为的，对负有责任的主管人员和其他直接责任人员，依法给予行政处分；构成犯罪的，依法追究刑事责任。”

《反兴奋剂条例》第四十二条规定：“体育社会团体、运动员管理单位违反本条例规定，负有责任的主管人员和其他直接责任人员属于国家工作人员的，还应当依法给予撤职、开除的行政处分。运动员辅助人员违反本条例规定，属于国家工作人员的，还应当依法给予撤职、开除的行政处分。”

《反兴奋剂条例》第四十四条规定：“医师未按照本条例的规定使用药品，或者未履行告知义务的，由县级以上人民政府卫生主管部门给予警告；造成严重后果的，责令暂停 6 个月以上 1 年以下执业活动。”

《反兴奋剂条例》第四十五条规定：“体育健身活动经营单位向体育健身活动参加者提供含有禁用物质的药品、食品的，由食品药品监督管理部门、卫生主管部门依照药品管理法、《中华人民共和国食品卫生法》和有关行政法规予以处罚。”

主要参考文献

宫晓燕，孙岳，2020. 结合 CAS 案例分析运动员因无重大过错或重大疏忽导致兴奋剂违规禁赛期缩减的考量标准[EB/OL].（2020-09-01）[2022-05-20]. https://mp.weixin.qq.com/s/JVF_b2yBND-QL8971auhNw.

国家体育总局，2022. 新时代体育事业发展的法治保障：体育总局政策法规司负责人解读新修订的体育法[EB/OL].（2022-06-25）[2022-07-20]. https://www.sport.gov.cn/n20001280/n20745751/c24405460/content.html.

国务院，2019. 反兴奋剂条例[EB/OL].（2019-12-31）[2022-07-20]. https://www.gov.cn/gongbao/content/2019/content_5468880.htm.

胡慧，1999. 国际奥委会反兴奋剂宣言[J]. 天津体育学院学报，14(03)：16.

胡晓江，2013. 我国兴奋剂现象与反兴奋剂斗争演进历程特征分析[J]. 体育成人教育学刊，29(02)：17-19.

联合国教科文组织，2005. 反对在体育运动中使用兴奋剂国际公约[EB/OL].（2005-10-19）[2022-03-20]. https://unesdoc.unesco.org/ark:/48223/pf0000188405_chi?posInSet=8&queryId=82931a44-ef72-48e5-924e-101ed082fb8c.

潘可馨，2018. 法国反兴奋剂法律制度研究[D]. 湘潭：湘潭大学.

宋彬龄，2019. 反兴奋剂法律问题专题研究[M]. 湘潭：湘潭大学出版社.

中华人民共和国中央人民政府，2022. 中华人民共和国体育法[EB/OL].（2022-06-25）[2022-07-20]. https://www.gov.cn/xinwen/2022-06/25/content_5697693.htm.

中国反兴奋剂中心，2019. 检查和调查国际标准[EB/OL].（2019-10-17）[2022-03-20]. https://www.chinada.cn/upload/files/2022/1/f333746389e7f113.pdf.

中国反兴奋剂中心，2020. 反兴奋剂规则[EB/OL].（2020-12-28）[2022-03-20]. https://www.chinada.cn/upload/files/2022/1/d7159b9f06e03f15.pdf.

中国反兴奋剂中心，2021. 结果管理和听证[EB/OL].（2021-05-20）[2022-07-20]. https://www.chinada.cn/channels/go.html.

中国反兴奋剂中心，2021. 兴奋剂违规听证实施细则[EB/OL].（2021-04-15）[2022-03-20]. https://www.chinada.cn/upload/files/2021/4/3faac1f2e6cffd02.pdf.

中国人大网，2022. 中华人民共和国刑法修正案（十一）[EB/OL].（2020-12-26）[2022-03-20]. http://www.npc.gov.cn/npc/c30834/202012/850abff47854495e9871997bf64803b6.shtml.

最高人民法院，2019. 最高人民法院关于审理走私、非法经营、非法使用兴奋剂刑事案件适用法律若干问题的解释[EB/OL].（2019-11-20）[2022-03-20]. http://www.npc.gov.cn/npc/

c30834/201911/6364e7d325374dc2a7f5d8efcd9fa1f4. shtml.

Court of Arbitration for Sport，2019. Arbitration Rules-CAS ADD[EB/OL].(2019-01-01)[2022-03-20]. https://www.tas-cas.org/en/add/arbitration-rules-cas-add.html.

Court of Arbitration for Sport，2019. Code of Sports-related Arbitration[EB/OL].(2019-01-01)[2022-03-20]. https://www.tas-cas.org/fileadmin/user_upload/CAS_Code_2020__EN_.pdf.

Court of Arbitration for Sport，2019. Code：ICAS Statutes[EB/OL].(2019-01-01)[2022-03-20]. https://www.tas-cas.org/en/icas/code-icas-statutes.html.

Court of Arbitration for Sport，2023. Rules Beijing 2022-CAS ADD[EB/OL].(2023-07-07)[2023-12-01]. https://www.tas-cas.org/en/add/rules-beijing-2022-cas-add.

World Anti-Doping Agency，2003. Copenhagen Declaration[EB/OL].(2003-01-09)[2022-03-20]. https://www.wada-ama.org/sites/default/files/resources/files/WADA_Copenhagen_Declaration_EN.pdf.

World Anti-Doping Agency，2005. UNESCO International Convention against Doping in Sport[EB/OL].(2005-10-19)[2022-03-20]. https://www.wada-ama.org/sites/default/files/resou-rces/files/UNESCO_Convention.pdf.

第八章 反兴奋剂教育与教育研究

反兴奋剂工作倡导“预防为主，教育为本”让运动员第一次获得反兴奋剂体验的是教育而不是兴奋剂管制，要广泛开展反兴奋剂教育，传播纯洁体育理念，使社会大众树立纯洁体育价值观，并积极营造纯洁的体育环境。同时，加强反兴奋剂教育人才培养和教育科学研究，高质量开展教育活动，让教育实践，持续提升质量，帮助社会大众尤其是广大青少年阳光健康地享受运动，将道德的竞技天赋发挥到极致，共同践行弘扬奥林匹克精神。

第一节 世界反兴奋剂教育

世界反兴奋剂机构发布的《世界反兴奋剂条例》将反兴奋剂教育定义为“提高认识、提供信息、宣传交流、树立价值观、培养生活技能和决策能力，以防止故意和非故意的兴奋剂违规。”反兴奋剂教育通过一系列教育项目而展开。《世界反兴奋剂条例》规定，教育项目及其实施应当树立维护体育精神的个人价值观和原则，并要求所有签约方应当在其职责范围内相互合作，依照《反兴奋剂教育国际标准》的要求，计划、实施、监督、评估和提升教育项目，包括要求各国单项体育联合会与相关国家反兴奋剂组织协调开展反兴奋剂教育。

一、《反兴奋剂教育国际标准》

《反兴奋剂教育国际标准》作为世界反兴奋剂计划的一部分，是一份强制性国际标准，目的是支持维护《世界反兴奋剂条例》中所述的体育精神，并帮助建立纯洁体育环境。

（一）《反兴奋剂教育国际标准》的渊源

《反兴奋剂教育国际标准》由世界反兴奋剂机构执委会于 2019 年 11 月 7 日在卡托维兹举行的世界体育反兴奋剂大会上批准，并于 2021 年 1 月 1 日生效。在《反兴奋剂教育国际标准》发布前，反兴奋剂教育在国际规范层面，《世界反兴奋剂条例》《反对在体育运动中使用兴奋剂国际公约》《反对使用兴奋剂公约》《奥林匹克宪章》，4 份文件构成了《反兴奋剂教育国际标准》的“法源”。

2003 年，第一版《世界反兴奋剂条例》第十八条从反兴奋剂教育的基本原则、主要目标、教育计划和活动内容、运动员及辅助人员的责任和义务、签约方的协调及合作等方面，明确规定了开展反兴奋剂教育的要求。《反对在体育运动中使用兴奋剂国际公约》第十九条至第二十三条要求缔约国政府根据《世界反兴奋剂条例》支持，制定和实施反兴奋剂教育和培训方案。《反对使用兴奋剂公约》第六条要求缔约国制定、实施教育方案和宣传活动。纯洁体育是国际体育界的共识，是奥林匹克精神的重要组成部分，《奥林匹克宪章》的序言、第一条、第二条、第五条、第六条规定了奥林匹克教育的重要性，以及要求国际奥委会和国际单项体育联合会履行教育的使命与义务。

《世界反兴奋剂条例》进一步要求签约方遵守《反兴奋剂教育国际标准》，指出《反兴奋剂教育国际标准》中规定的教育项目应当弘扬体育精神，并对运动员和其他当事人的选择产生积极和长远的影响；要求签约方应当依照《反兴奋剂教育国际标准》的要求制定教育计划，并根据教育计划中的明确理由，合理确定目标群体或活动的优先级别；要求反兴奋剂组织的教育项目应当包括以下组成部分：提高认识、提供信息、进行价值观教育和反兴奋剂教育，并要求教育内容至少要在反兴奋剂组织的网站上公布，包括但不限于：

（1）纯洁体育的原则和价值观。

（2）《世界反兴奋剂条例》规定的运动员、运动员辅助人员和其他团体的权利和责任。

（3）严格责任原则。

（4）使用兴奋剂的后果，如对身心健康、社会和经济的影响以及处罚。

（5）兴奋剂违规。

（6）《禁用清单》中的物质和方法。

（7）使用营养补剂的风险。

(8) 使用药物和治疗用药豁免。

(9) 检查程序,包括尿检、血检和运动员生物护照。

(10) 注册检查库的要求,包括行踪信息和使用反兴奋剂运行管理系统。

(11) 公开表达对兴奋剂问题的关切。

(二)《反兴奋剂教育国际标准》解读

第一部分,明确《反兴奋剂教育国际标准》的性质、目的、基本原则和目标

作为世界反兴奋剂计划的一部分,《反兴奋剂教育国际标准》具有强制性和约束力。教育作为《世界反兴奋剂条例》中强调的一项预防措施,其总体目标是维护体育精神,力求促进符合纯洁体育价值观的行为,并协助防止运动员及其辅助人员使用兴奋剂,从而营造一个公平竞争的环境。《反兴奋剂教育国际标准》首要基本原则是,运动员第一次反兴奋剂体验应来自教育而非兴奋剂管制。这一基本原则与《世界反兴奋剂条例》开篇提到的宗旨一脉相承,突出了"防止使用兴奋剂"的宗旨。并将"教育、遏制"置于"发现"之前,作为反兴奋剂体系的组成方面。

综合世界反兴奋剂机构相关规定和标准,反兴奋剂教育与兴奋剂管制均贯穿反兴奋剂工作的全过程,覆盖反兴奋剂体系的各方面,又发挥着不同的效用。在驱动力方面,管制是由外而内的,通过强制性的外力要求运动员遵守反兴奋剂规则;而教育是由内而外的,通过引导的方式使运动员形成判断,自觉抵制兴奋剂。在效果方面,管制侧重事后的处理,而教育侧重于事前的预防,防患于未然是反兴奋剂教育的首要目的,但兴奋剂管制也包含教育预防的目的。以兴奋剂违规处罚为例,其目的一方面是以震慑的方式预防违规行为,另一方面是给违规人员以处罚,具有惩罚性、剥夺性、严厉性和教育性,但兴奋剂管制的教育功能是由惩罚实现的,具有滞后性与依附性。《反兴奋剂教育国际标准》第 5.1 条强调儿童和青年是价值观教育的主要受众,处于青少年时期的运动员在技术上具有极强的可塑性,在认知上亦然,但过去社会更注重体育所带来的荣誉,这导致他们为金牌而赛的意识比纯洁体育的意识更强。青少年正是成长的关键阶段,使用兴奋剂会对运动员生理和心理造成不可挽回的损害。世界反兴奋剂机构无疑也意识到了反兴奋剂教育对未成年运动员的重要性,因此将教育置于首位。正如世界反兴奋剂机构原主席克雷格·里迪在接受采访时表示,教育的重要性与检查处罚一样,但在与兴奋剂的漫长斗争中,教育才是最有效的手段。

《反兴奋剂教育国际标准》导言部分还提出了三个主要目标,一是制定强制性标准,以支持签约方按照《世界反兴奋剂条例》第 18 条的规定规划、实施、监督和评估教育方案;二是解释反兴奋剂教育领域的术语,明确各签约方在规划、实施、监督和评估教育方案时的角色和责任;三是帮助签约方通过以下方式充分利用现有的资源,最大限度地提高教育质量。

(1) 要求签署方建立一个至少包括注册检查库的运动员和曾受制裁的运动员在内的教育库。

(2) 鼓励签署方与其他各方合作，以协调他们的教育活动，减少重复。

(3) 鼓励签署方考虑通过以价值观为基础教育向更多人提供教育的好处，灌输体育精神，培养纯洁体育环境。

(4) 鼓励签署方参与和利用其他各方的资源和专业知识，包括政府、研究人员和教育机构。

导言部分还明确指出了，在《世界反兴奋剂条例》中与反兴奋剂教育相关的条款充分体现了《世界反兴奋剂条例》与《反兴奋剂教育国际标准》的相互关系，即《世界反兴奋剂条例》概述教育框架，《反兴奋剂教育国际标准》规定了教育计划的原则和最低标准。

第二部分，《反兴奋剂教育国际标准》核心部分

《反兴奋剂教育国际标准》明确指出，签约方制定并实施的教育计划要包含四项内容，即"以价值观为基础的教育、增强意识、资讯提供和反兴奋剂教育"，以上内容在教育计划中应保持一致，所有活动都应该是互补的，以价值观为基础培养和保护体育精神。"要坚持反兴奋剂行动就必须树立行为人正确、积极的反兴奋剂意识，这是反兴奋剂的前提，更是反兴奋剂教育的目的所在。"《反兴奋剂教育国际标准》规定的价值观教育便承担此项任务。

依照《世界反兴奋剂条例》第 18.1 条的要求，《反兴奋剂教育国际标准》按照"事前规划—事中实施—事后评估"的顺序规定了签约方要达到的标准。首先，规划教育计划步骤：评估现状、建立教育对象库、设立总体和具体的目标、设置监督程序。现状评估应从系统评估（描述其所处的运作环境）、识别目标群体（列出该教育计划所有潜在的目标群体）、资源核查（查明现有的或可能用于支持教育计划的人力、财力和物力资源）以及当前教育活动（描述其当前的所有教育活动）四方面开展。建立教育对象库时，要先确定目标群体的优先次序，注册检查库中的运动员以及曾受处罚的运动员优先级最高，其次是这些运动员的辅助人员。例如，教练员、经纪人、医疗和医护人员、家长或其他与运动员一起工作、治疗或协助运动员参加或准备体育竞赛的人。除运动员及其辅助人员外，其他目标群体也应考虑作为教育对象库的一部分，如儿童和青少年、教师、大学教职工和学生、商业赞助商、媒体人员等。教育计划应说明总体目标，列出与教育目标群体活动相关的具体目标、时间表以及监控程序，以帮助报告和评估教育计划，并促进持续改进。

在教育方案的实施环节，首先强调价值观教育是重点，指出应继续重视以价值观为基础的教育，特别是通过学校或体育俱乐部项目，并与相关政府部门和其他利益攸关方合作，对儿童和青少年进行教育。价值观是人关于某事物对其作用、意义、价值的观点和态度，决定了人的活动价值取向。道德作为大众化的价值取向，通常是积极的。"个人的价值观应尽量符合道德"是《反兴奋剂教育国际标准》规定价值观教育的目标。道德在体育领域中表现为体育道德，反兴奋剂道德应围绕体育道德展开。体育道德要求运动员正确看待输赢，依靠自己的实力夺取比赛胜利，使用违禁物质是不道德的。体育道德和奥林匹克精神同根同源，对于两者

而言，教育是共同核心，公平竞争是共同追求，进取性是共同要求，美好性是共同愿望。反兴奋剂价值观教育的重要性由此凸显，因此，价值观教育要融入并体现于各种反兴奋剂活动中。其次重申教育方案的主题应涵盖《世界反兴奋剂条例》第 18.2 条所列内容，并要求方案具有个性化以满足目标群体的需求；同时确定教育库中每个目标群体的学习目标；另外，还要求采取多元化的教育方式（如面对面授课、在线教学以及通过宣传册、外联展台、网站等方式教学），培训反兴奋剂讲师，其应能胜任以价值观为基础的教育和《世界反兴奋剂条例》第 18.2 条、《反兴奋剂教育国际标准》和教育指南中概述的所有主题。最后指出，世界反兴奋剂机构要协助签约方，为其提供全套教育工具。

《反兴奋剂教育国际标准》第 6 条要求签约方对教育方案进行年度评估，并将简略版的报告递交给世界反兴奋剂机构。评估应基于与教育计划中的具体目标有关的所有现有信息和数据，并确定这些目标已达到的程度，鼓励签约方在学术领域与其他研究机构建立伙伴关系，为评估和研究目的提供支持，从而使社会科学研究也可以用来为评估程序提供信息。

第三部分，《反兴奋剂教育国际标准》签约方的角色和责任明确了各类签约方在教育方面的主要责任

《反兴奋剂教育国际标准》要求它们通过合作最大限度地提高教育计划的有效性。第 7 条罗列了国家反兴奋剂组织、国际单项体育联合会、重大赛事组织机构、国家（残）奥委会、地区反兴奋剂组织以及世界反兴奋剂机构在反兴奋剂教育中的角色和责任。其中明确了国家反兴奋剂组织是其各自国家内与纯洁体育有关的教育机构，负责制定教育计划，开展教育活动，并应在反兴奋剂教育国际化以及青年运动员、儿童及青少年的反兴奋剂教育方面发挥积极作用。世界反兴奋剂机构应支持其利益相关者根据国际教育标准制定和实施有效的教育项目，并提供教育资料供签署方使用或供其他任何人直接使用。第 8 条要求签约方在事前规划时，协调各自的投入，互认彼此的教育方案以减轻运动员及其辅助人员的学习负担，多关注受教育不足的目标群体。第 9 条重申签约方应通过将教育计划书面化和程序化、对教育计划进行年度评估以及遵守《签约方条例遵守国际标准》等途径来承担相应的责任。

二、《教育国际标准》

2019 年 11 月，世界反兴奋剂机构批准了《教育国际标准》（International Standard for Education），以支持反兴奋剂组织实施《反兴奋剂教育国际标准》。正如《反兴奋剂教育国际标准》所指，《世界反兴奋剂条例》概述教育框架，《反兴奋剂教育国际标准》将规定教育计划的原则和最低标准，而《教育国际标准》将帮助签署方发展和改进其教育计划。即《教育国际标准》是非强制性文件，将为负责开发和实施教育计划的反兴奋剂组织在创建教育资源库、发展教育计划、设计学习活动、监督和评估教育计划等方面提供具体指导，以帮助他们实施《反兴

奋剂教育国际标准》中所规定的标准。在这里，教育被定义为与纯洁体育相关、与运动员及运动员辅助人员相关。教育在相关细则、《反兴奋剂教育国际标准》和《教育国际标准》中被定义为，通过学习《教育国际标准》树立价值观，培养弘扬和保护体育精神的行为，并防止故意和非故意的兴奋剂使用行为。

《教育国际标准》将教育活动分为五大类：宣传活动、品牌推广活动、社交媒体活动、电子学习课程、面对面教育。其中，面对面教育包括赛事教育、现场研讨会、线上研讨会。在众多的教育活动中，赛事教育是最传统的、最直接的、最重要的。根据《反兴奋剂教育国际标准》，赛事教育是指在赛事举办时或在与赛事相关的活动中开展的教育活动。在理论上，赛事教育的优点在于：通过外展展台等致力于纯洁体育的活动形式，强化关键信息（如赛事检测要求、兴奋剂违规处罚等），迅速增强反兴奋剂意识，直接引导参与者获取更多信息途径。赛事教育既可以是认识新主题的入门活动，也可以是强化认识某一主题的升阶活动，后者旨在评估受教育者对某个主题的理解程度。教育主体的任务是让这个过程变得有趣，激发受教育者的兴趣，如通过对话、测验、游戏、寻宝、拼图、签名、社交媒体分享经验等，吸引、引导受教育者寻求更多的反兴奋剂信息。

《反兴奋剂教育国际标准》要求各签约方合作进行反兴奋剂教育，赛事教育凭借其成熟度和需求性，是签约方之间建立伙伴关系的主要途径。举办赛事教育时，签约方应就以下事项达成一致，即目标群体、目的和学习目标、内容和途径、财力人力和物力资源、宣传和促进参与工作安排（特别是如何让运动大使参与）、监督和评估等。应当注意，赛事教育有其局限性，一是目标群体的参与时间有限；二是无法保证目标群体的所有人均参与其中。为克服此困难，签约方可以协调同一赛事活动多次、多地举办。

为了更好地帮助各反兴奋剂组织实施计划，实现教育资源共享，世界反兴奋剂机构设立了反兴奋剂线上学习平台（Anti-Doping eLearning Platform，ADeL），该平台于 2018 年 1 月启动，通过为运动员及其辅助人员和其他利益相关方提供教育方案来支持反兴奋剂工作。在 2020 年，世界反兴奋剂机构与国际奥委会、国际兴奋剂检查机构共同开发了一款新的互动教育课程——2020 年东京奥运会 ADeL 课程。该课程使运动员和教练员了解 2020 年东京反兴奋剂规定，包括如何提供行踪信息和申请治疗用药豁免。课程还详细说明了运动员需要了解的重要日期以及在比赛期间哪些组织对他们具有管辖权。该课程是在大型奥运会医疗专业人员培训课程的基础上开设的，是对赛前检测项目的补充，反映了教育对保护纯洁运动员的重要性。他们鼓励反兴奋剂组织利用在线课程以及其他由相关专业人士开设的课程对参与东京奥运会的人员进行纯洁体育教育。

2021 年 1 月，ADeL 更名为反兴奋剂教育学习平台（Anti-Doping Education and Learning，ADEL）。ADEL 是一个新的国际平台，按照《世界反兴奋剂条例》和《反兴奋剂教育国际标准》的规定，将为所有需要了解纯洁体育和反兴奋剂知识的群体提供更大范围的教育课程和资源。ADEL 现拥有超过 107 000 名用户，已成为世界反兴奋剂机构线上学习课程和教育资源的中心枢纽，其中包括世界反兴奋剂机构制定的《条例实施支持计划》(CISP)，该计划旨在帮助反兴奋剂组织施行《反兴奋剂教育国际标准》和 2021 年 1 月 1 日生效的《世界反兴奋剂条例》。该学习平台面向各级运动员、运动员辅助人员、反兴奋剂从业者等等，他们注册后可以登录网站找到合适的教育资源。反兴奋剂从业者以及从事体育工作的人员也会找到有助于开展反兴奋剂工作和制定反兴奋剂计划的资源，如视频教程、提前录制好的或现场的网络研讨会。ADEL 还提供了一系列互动教育课程和信息资源，并会提前公布教育课程安排，提醒相关者参加，其目标是帮助运动员及其辅助人员、其他利益相关者接受教育，并让他们在需要的时候能够迅速轻松地找到所需的反兴奋剂资料。

三、 反兴奋剂教育的国际实践

为实现反兴奋剂教育的首要基本原则，即运动员的第一次反兴奋剂体验应来自教育而非兴奋剂管制，各国反兴奋剂机构在反兴奋剂教育方面都投入了大量的人力物力，以期达到最好的教育效果。英国反兴奋剂中心(UK Anti-Doping, UKAD)是投入人力、物力最多的国家反兴奋剂组织之一。其不仅设立了药物信息热线(药物信息热线提供免费信息服务)，还经常组织运动员及辅助人员开展反兴奋剂探讨、培训。此外，其还与卫生系统合作，成立了药物与体育信息所，收集了大量有关兴奋剂的书籍期刊，为社会大众提供更为便利的信息检索。而且，其每年还开展反兴奋剂培训，培训对象除运动员外，还包括医疗工作者、教师等，旨在为体育人员、社会大众提高反兴奋剂意识和咨询，以减少兴奋剂问题的发生。英国反兴奋剂中心还通过录制情感短片的形式，让运动员讲述自己的亲身经历，宣传兴奋剂对运动员身体和职业生涯带来的危害和影响，警示那些企图通过使用兴奋剂来提高运动能力的运动员及其辅助人员。英国反兴奋剂中心每年还会举行“纯洁体育周(Clean Sport Week)”活动来提高大众对兴奋剂的认识。2022 年，英国反兴奋剂中心的一份问卷调查研究显示，体育运动中的兴奋剂行为对公众的影响比以前更加广泛，有关运动诚信的问题使父母对其儿童的安全性产生怀疑，超过一半的受访者(52%)将兴奋剂列为英国运动中第二大关注问题。调查发现，有四分之一的人说，有关兴奋剂的消息使他们重新考虑是否允许自己的孩子参加，甚至是观看和支持这项运动。

澳大利亚体育反兴奋剂管理局(Australian Sports Anti-Doping Authority, ASADA)为维护国家体育诚信，在 1997 年建立了反兴奋剂服务网站。澳大利亚体育界的所有成员都可以利用服务网站参加一系列反兴奋剂教育项目，服务网站提供免费且易于使用的在线教育工具，包括在线课程和视频等。澳大利亚体育反兴奋剂管理局致力于以创新的方式开展反兴奋剂教育，它与新西兰无药运动(Drug Free Sport New Zealand)合作开发了一款新的应用程序——AR健康效果（Augmented Reality health Effects），通过该应用程序，用户可以创建一名角色，通过使用手机的摄像头，用户可以观察自己的虚拟化身，了解提高表现的药物是如何改变他们的器官和神经系统的，通过该应用程序，用户可观察类固醇、刺激剂、促红细胞生成素、生长激素、激素调节剂和毒品类药物的作用，让运动员直面服用兴奋剂的风险。

在国际上，国际兴奋剂检查机构为了与更广泛的公众分享反兴奋剂经验和专业知识，在2020年启动了公开网络研讨会。顶级专家每月都会讨论反兴奋剂领域的各种话题，并辅以运动员嘉宾的经验。公开的网络研讨会涉及一系列主题，如奥运会和残奥会的兴奋剂管制、无障碍检测、补充剂的更安全使用、反兴奋剂法律和举报。国际兴奋剂检查机构在受托承担2020年东京夏季奥运会以及2022年北京冬奥会的反兴奋剂工作中，与国际奥委会合作并在世界反兴奋剂机构的支持下制定了《国家奥林匹克委员会反兴奋剂教育指南》（*NOC Anti-doping Education Guidebook*），这是奥运会史上第一次由国际兴奋剂检查机构负责针对运动员及其辅助人员制定的反兴奋剂教育项目。项目依据《国家奥林匹克委员会反兴奋剂教育指南》的规定，首先确定了教育计划，然后公布在线教育资源与面对面教育资源，并以问卷调查的形式评估两种教育形式；其次，提供了关于如何招募、组织、培训此次前线工作人员的在线学习资源；最后，以网站、邮件与社交媒体三种沟通形式提高运动员的反兴奋剂意识，并通过监控沟通人数、参与程度、沟通程度与内容，以及自我评估问卷，收集教育项目的效果评价；另外，值得注意的是，国际兴奋剂检查机构针对北京冬季残奥会制定了赛前清单，事先考察运动员关注的反兴奋剂问题，保证及时并有效地解决，同时开拓了防止竞技操纵的教育资源与课程，考察运动员群体环境，进一步培育体育诚信价值观，此部分已经超出了教育规则的要求内容。可见，在国际兴奋剂检查机构教育项目的计划、实施、监测与评估流程中，充分运用了社交媒体、在线资源、调查问卷等形式，以尽可能地扩大教育受众的覆盖面，同时突破兴奋剂问题，将教育内容扩大到运动员环境，从而实现纯洁体育的目标。

第二节　中国反兴奋剂教育

2004年，我国国务院颁布了《反兴奋剂条例》，第五条及第二十九条明确规定："县级以上人民政府体育主管部门，应当加强反兴奋剂宣传、教育工作，提高体育运动参加者和公众的反兴奋剂意识，广播电台、电视台、报刊媒体以及互联网信息服务提供者应当开展反兴奋剂的宣传。""实施中等及中等以上教育的学校和其他教育机构应当加强反兴奋剂教育，提高学生的反兴奋剂意识，并采取措施防止在学校体育活动中使用兴奋剂；发现学生使用兴奋剂，应当予以制止。体育专业教育应当包括反兴奋剂的教学内容。”我国极其重视反兴奋剂教育工作，已经将其上升到行政法规的高度。如何依法依规开展反兴奋剂教育工作，是我国各相关部门的重要任务，因地制宜地制定符合我国国情的、有效的、高效的教育方案是我国反兴奋剂教育工作的重中之重。

一、 中国反兴奋剂教育模式

2007 年成立的中国反兴奋剂中心是我国专门的反兴奋剂工作机构，坚持“预防为主，教育为本”的反兴奋剂工作原则，把教育作为反兴奋剂工作的重中之重，并通过教育准入、拓展活动、教育讲座三种形式开展反兴奋剂教育工作。并且在 2014 年，中国反兴奋剂中心还成立了教育预防处，专门负责反兴奋剂教育的工作。

（一） 教育准入

反兴奋剂教育准入是指运动员及运动员辅助人员在入队、注册及参赛前，必须接受反兴奋剂教育，通过完成学习、考核、承诺、审批等准入环节，方能取得资格的工作制度规定。教育准入是中国首创的反兴奋剂教育模式，是举国体制在反兴奋剂教育方面的重要体现。教育准入按照实施途径可分为现场准入和线上准入，两者可独立实施，也可共同开展；按照实施目的可分为注册、入队、参赛三种类型。目前，教育准入主要应用于参加大型赛事的参赛资格准入，要求所有参赛运动员及辅助人员必须接受反兴奋剂教育、通过知识考试、进行集中宣誓、签署《反兴奋剂承诺书》，并经过审批合格，方可取得参加比赛资格。

（二） 拓展活动

反兴奋剂教育拓展活动是在体育赛事、训练基地、学校及社会体育等活动中，通过开展线上线下知识问答、互动游戏、展览展示、签名合影留念等多种活动方式，将反兴奋剂知识以寓教于乐的形式进行传播的教育活动。教育拓展活动以赛事为依托，按照赛事规模、参赛人员规模等要素分为金、银、铜牌三种模式。金牌模式适用于国际、国内大型综合赛事，且拥有独立的反兴奋剂教育拓展场所，一般参与人数在 2 000 以上；银牌模式适用于国际、国内大型综合赛事，但没有独立的反兴奋剂教育拓展场所，需在运动员驻地或场所中搭建多个小型反兴奋剂教育拓展展台，一般参与人数为 1 000～2 000；铜牌模式适用于小型赛事，在运动员驻地或比赛场馆中搭建小型反兴奋剂教育拓展展台，一般参与人数在 1 000 以下。

（三） 教育讲座

反兴奋剂教育讲座主要是针对体育运动参与者和管理者开展的面对面教育活动，帮助体育运动参与者和管理者认识反兴奋剂的重要性，了解相关反兴奋剂工作现状及我国对待兴奋剂问题的零容忍态度，旨在普及反兴奋剂知识，传播纯洁体育理念，提高体育运动参与者反兴奋剂的意识和能力。教育讲座由纯洁体育教育讲师执行，教育讲师作为教育讲座的第一责任人，对教育讲座的质量负有主要责任，在讲座过程中应做到：讲授内容准确，逻辑思维清晰，重、难点突出，教学方式灵活，互动效果好。

我国反兴奋剂教育三种模式相辅相成，共同保障我国反兴奋剂工作的顺利进行。准入制度具有一定的强制性，要求运动员及辅助人员在比赛前必须接受且完成五个环节的反兴奋剂教育准入工作后方可参赛，这种强制性的教育主要有助于帮助那些未接受过反兴奋剂教育的运动员及辅助人员提高反兴奋剂意识和能力；拓展活动具有一定的娱乐性，这种寓教于乐的教育模式取得的效果更好，这种教育模式既不枯燥，又不乏味，在交流中、游戏中就能提高参与者的反兴奋剂意识和能力；教育讲座具有一定的专业性，由反兴奋剂工作相关专家进行面对面授课，其授课内容更为具体、更为专业，且能更好地答疑解惑，教育讲座是最为全面的反兴奋剂教育模式。

为落实国家体育总局《反兴奋剂工作发展规划(2018-2022)》要求，推动"拿干净金牌"反兴奋剂长效治理体系建设，进一步加强体育运动中的反兴奋剂教育工作。国家体育总局于2020年1月9日发布制定了《反兴奋剂教育工作实施细则》，用于指导体育运动中的反兴奋剂教育工作。《反兴奋剂教育工作实施细则》第三条明确指出："反兴奋剂教育工作的原则和方针、遵循'预防为主、教育为本'的反兴奋剂工作原则，按照'全覆盖、全周期、常态化、制度化'的工作要求，开展反兴奋剂教育工作。"《反兴奋剂教育工作实施细则》第四条指出："反兴奋剂教育工作的宗旨和目标：倡导'拿干净金牌'的反兴奋剂价值观，传播纯洁体育理念，弘扬中华体育精神；实现反兴奋剂教育的入脑、入心、入行。"《反兴奋剂教育工作实施细则》强调，反兴奋剂教育应以科学研究为导向，同时加强调查研究，结合教育理论计划开展；教育主体应制定反兴奋剂教育工作计划，实施反兴奋剂教育活动，并应注重反兴奋剂教育体系建设和专业人才培养。

在教育活动实施过程中，细则指出教育主体首先要对实施过程进行监督，包括每次活动的实施时间、场所、形式、规模是否按照既定计划实施，对出现的问题及时解决、优化调整。应利用教育活动的有利时机，对参与的受众，尤其是优先级的运动员及其辅助人员，开展问卷、访谈等多种形式的调查研究，听取受众的需求和意见，并形成调研分析报告。教育主体应对每一次教育活动进行效果评估并形成书面文件，评估内容包括教育内容、形式、受众、实施人等。此外，教育主体应对教育活动的开展情况主动通过自媒体、公共媒体等进行宣传报道，以扩大教育的覆盖面。

除每次的教育活动总结外，《反兴奋剂教育工作实施细则》指出，教育主体应对教育工作开展情况进行年度总结评估，分析所开展教育工作实现教育计划中目标的情况，确保教育工作实效性、持续性和创新性。教育主体应确保反兴奋剂教育计划、实施、评估的可追溯性，并提供用于考核和评估的相关书面材料。

二、 反兴奋剂教育的中国实践

正如世界反兴奋剂机构前主席理查德·庞德曾说，中国反兴奋剂工作的最大特点是政府参与，多部门联合行动。中国的举国体制、统筹协调、齐抓共管、分工负责的反兴奋剂综合治理工作机制，是中国特色反兴奋剂工作的优势和基本经验。制度优势为反兴奋剂教育的顺利开展，各地方政府与组织的协调配合提供了主导优势；专业教育主体主管是反兴奋剂教育事业持续发展的关键所在。随着反兴奋剂工作的不断延伸和深入推进，反兴奋剂教育的针对性和覆盖面的不断加强，体育类高校与各级体育类运动学校在完善反兴奋剂教育体系、培养专业教育人才与逐步拓展社会体育、职业体育的反兴奋剂宣传方面发挥着不可忽视的作用。

近年来，通过反兴奋剂教育讲座、反兴奋剂教育拓展、反兴奋剂教育资格准入等形式和活动，反兴奋剂教育活动覆盖人数已达到40万左右，纯洁体育教育讲师队伍覆盖全国31个省（自治区、直辖市）以及军队、残疾人体育系统，国家级和省级讲师合计超过1 700人，以“拿干净金牌”理念为核心的反兴奋剂宣传教育覆盖面逐步扩大。

图8-1是中国反兴奋剂中心统计的2014～2020年全国开展的反兴奋剂教育的情况，从图中可以看出，教育讲座是开展反兴奋剂教育的主要模式。中国反兴奋剂教育平台是集教育准入、教育拓展、教育讲座三种模式于一体的在线教育平台，它不仅可以实现线上反兴奋剂教育和考试，还能通过采集、分析所有运动员历次反兴奋剂教育、考试数据，有针对性地改进教育计划。针对高水平运动员，平台设置了积分制模块，用户可进行多轮次学习考试，累积分数；针对社会体育，平台面向社会公众开放，用户可自行完成账号注册，在通用模块下进行线上准入学习考试。在2018年，全国反兴奋剂教育又达到一个新高点，共举办反兴奋剂线下教

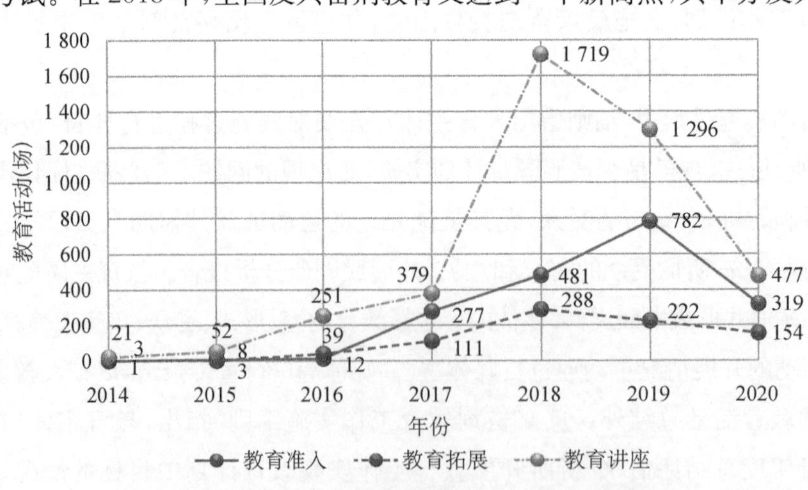

图8-1　2014～2020年全国开展的反兴奋剂教育情况

资料来源：中国反兴奋剂中心2014～2020年年报。

育活动2 488场，覆盖459 746人，活动场次和覆盖人数比2017年增加了3.2倍，是2014年近100倍。经过多年的反兴奋剂教育实践，研究人员总结形成了能应用于各类国内外重大赛事的“中国模式”反兴奋剂教育体系，也为纯洁体育事业提供了“中国经验”。

【知识拓展】　纯洁体育讲师资质准入、教育培训与管理考核

纯洁体育教育讲师（以下简称“教育讲师”）是由教育主体培训认证的反兴奋剂教育专业人员，是反兴奋剂教育活动的实施人和管理者。教育讲师分为国家级和省/市协会级，国家级教育讲师由反兴奋剂中心招募、认证和管理，省/市协会级教育讲师由省市体育主管部门/国家运动项目管理单位招募、认证和管理。

1. 教育讲师的职责和权利

教育讲师作为反兴奋剂知识的授课人、反兴奋剂教育活动的执行人、“拿干净金牌”理念的传播人，其职责有以下几种。

（1）完成反兴奋剂中心派遣的教育讲座及其他教育活动任务（国家级）。

（2）完成所在省市/国家运动项目管理单位纯洁体育教育讲师培训工作；组织实施本省市/国家运动项目管理单位反兴奋剂教育活动。

（3）参加教育讲师培训及会议。

（4）参与教育教材、教案、课件等相关资料开发。

（5）参与教育科研、调研等研究活动。

（6）参与教育发展规划及相关工作方案的制订。

（7）提出教育工作意见和建议。

2. 教育讲师的权利

（1）参加反兴奋剂中心及相关机构组织的专项培训的权利。

（2）获得所执行反兴奋剂教育活动对应劳动报酬和相关费用的权利。

（3）优先获取反兴奋剂教育相关工作资料的权利。

3. 教育讲师的招募和认证

反兴奋剂中心根据工作计划和工作需要，适时开展国家级教育讲师的招募和认证工作。招募的人员一定要政治素质、思想道德、专业能力过硬，且具备以下条件之一。

（1）是省市/国家运动项目管理单位反兴奋剂主管部门工作人员。

（2）获得省/市协会级纯洁体育教育讲师资格。

（3）是反兴奋剂领域专家、学者。

（4）是优秀运动员、教练员等。

（5）是其他经反兴奋剂中心批准的人员。

教育讲师的认证程序包含以下步骤：首先，由管理部门发布招募通知，意向人员提交报名申请(对于国家级教育讲师的认证省/市协会级教育讲师须提交所在单位推荐信);其次,是管理部门对报名人员的资格进行审核;再次,对通过资格审核的人员进行培训认证;最后,通过认证的人员,将被授予教育讲师资质。

教育讲师每年还要接受管理部门的考核及继续教育。年度工作考核指标由年度教育活动完成度和讲座满意度两项指标构成,国家级教育讲师的教育讲座完成度要求须不少于12学时/年。考核结果分为优秀、合格、不合格三个档次。管理机构须对教育讲师组织年度继续教育,并进行考核认证。年度考核结果不合格者、继续教育未通过考核者、工作中出现重大失误者以及违纪违法者将会被取消或暂停教育讲师的任职资格。

4. 国际级教育讲师

国际级教育讲师是指由国际兴奋剂检查机构进行培训和认证的教育讲师。国际兴奋剂检查机构国际纯洁体育讲师项目,旨在为有意成为反兴奋剂教育工作的人员提供培训机会和资源,使他们成为合格的、具有国际水平的教育工作者。该项目面向所有体育和反兴奋剂组织开放,如国际单项体育联合会、大型赛事组织、国家反兴奋剂组织和地区反兴奋剂组织,课程内容将由国际兴奋剂检查机构和世界反兴奋剂机构协商制定。国际级教育讲师的条件有以下几种。

(1) 已经完成或正在攻读学士或学士以上学位,或一直在体育相关领域工作至少两年;或曾作为专业或国际级运动员参加比赛。

(2) 精通英语(包括口头和书面)。

(3) 对体育运动充满兴趣和热情,并相信纯洁体育的使命。

(4) 有很强的沟通和表达能力和(或)愿意发展这些技能。

国际兴奋剂检查机构国际纯洁体育讲师项目包括一个为期3个月的在线学习课程,然后进行在线考试,最后进行为期一天的在线虚拟培训活动。在线学习分为三个模块,参与者每个月学习一个模块;在线学习和考试必须在参加现场虚拟活动前完成。完成所有课程并通过考核的学员将可获得国际兴奋剂检查机构颁发的国际纯洁体育讲师证书。

第三节 反兴奋剂教育研究

反兴奋剂教育是一门科学,需要遵循体育和教育发展的规律。国际、国内对反兴奋剂教育均制定了相应标准和规定。推动反兴奋剂教育发展既需要实践,又需要研究。

一、 发展态势

（一）教育承载丰富深刻

反兴奋剂教育涉及体育学、化学、药学、医学、法学等，对培训对象而言，知识背景交叉具有复杂性，主要体现在以下两个方面。

(1) 深入分析反兴奋剂教育，除行业价值外，还有丰富的社会价值和与育人价值。①面向群体丰富，目标、法规已指明；②学科领域交叉；③联通领域广泛，科普、健康、生命、法治、体育精神传播；④学科专业人才需求，科技的进步导致新型禁用物质的品类繁多，结构复杂，这对运动员及辅助人员识别和辨别提出了新的挑战。

(2) ①体教融合促进体育发展；②教育课程改革；③中国反兴奋剂的发展。教育实践所需要的理论创新，对相关规则的适用性和对它的解读存在挑战。例如，兴奋剂检查流程、调查、运动员行踪信息申报、检察官的管理、结果管理、对处理结果的申诉及听证等相关规则的适用性和对它的解读，对于经常接触反兴奋剂检查的运动员及辅助人员来说都是大难题，更何况是非职业体育运动的参与者。

（二）中国体育发展和教育发展实际需要

随着“体育强国、健康中国”战略的实施，越来越多的人加入体育运动中。除竞技体育外，随着体教融合、全民健身的广泛开展，更多青少年和社会人群参与到体育之中。

近年来除竞技体育活动外，在一些高等级的业余群众赛事活动及中高考体育考试中兴奋剂的检出也时有发生。这些无不昭示着反兴奋剂教育活动的开展，除围绕着运动员、教练员及其运动队的辅助人员之外，还应关切参与体育活动的各类人群（包括儿童、青少年群体）。不同群体知识储备不同，更需要有针对性地制订教育方案，采取不同的教育形式以达到最佳的教育效果。对于教育效果评价，运动员及辅助人员可以通过行政或运动队管理规定进行督查，但其他运动参与人群的反兴奋剂教育效果评价，有待探索形成“最佳实施模式”。

二、 教育探索——以社会控制论为例

社会控制(social control)是由美国社会学家爱德华・A. 罗斯(Edward A. Ross)在1901年出版的《社会控制》一书中首次提出，旨在对人类的越轨行为进行控制，以实现良善的社会秩序。兴奋剂的使用亦是一项体育社会秩序的越轨行为，而反兴奋剂教育活动是对该种越轨行为的社会控制，以维护良善的体育社会秩序。社会控制理论对反兴奋剂教育活动具有适用

性，具体体现在任务的一致性、目的的一致性和过程的动态性。社会控制的任务是协调个人、群体、组织、社会整体的关系，既包括对违反社会规范行为的制裁，又包括引导社会成员认同并自觉遵守社会规范。

反兴奋剂教育的任务强调各参与主体的自觉遵守，通过教育的内化作用使参与者自觉主动地抵制违反规则的行为，敬畏行业及法律的处罚，进而达到对参与者“越轨”行为制裁和处罚的弱化，即并非必须要通过强制处罚制裁来达到控制效果。其次，社会控制是一个动态变化的过程，不仅包括对现有社会秩序的维持，还包括建立新的社会秩序。反兴奋剂教育伴随着新型兴奋剂种类的产生、分析检测手段和技术更新及国际反兴奋剂规则条例的修改，处于不断变化过程中，教育的内容和路径需要不断调整变更。因此，需要不断加强教育研究并以研究推动实践，促进反兴奋剂教育由“体系化、模式化、规模化”过渡到“多元化、科学化、智能化”。其主要内涵包括以下几项。

（一）道德教育

在反兴奋剂教育过程中，体育道德约束并教育着体育活动参与者，让摒弃使用兴奋剂内化为自觉主动的行为。注重对不同年龄、不同性别的运动员或参赛者进行动机的干预和指导，让其遵守职业承诺，尊重社会规范和规则，尊重自我和对手，提高任务目标定向，降低自我任务定向，帮助运动员做出符合社会伦理道德的行为抉择，自觉抵制兴奋剂。

在竞技体育活动中，拿名次、夺金牌是众多运动员的梦想，也是支撑他们坚持训练的信仰和信念，激励着运动员刻苦训练、奋发图强。但也有小部分的“越轨者”企图通过使用兴奋剂等来提高自身竞技运动表现。只有将诚信规范的中华体育精神融入、渗透到社会生活的各领域，体育世界中的体育人、体育社会团体组织才能将信法和守法的信仰贯穿到他们无所不在的行为指南中，实现反兴奋剂教育的入脑、入心、入行。

（二）知识普及教育

反兴奋剂是科技创新密集领域。反兴奋剂教育是基于科学认识兴奋剂、兴奋剂违规对人体身心健康损害等开展的知识普及教育。这也表明知识普及教育是反兴奋剂教育发展和反兴奋剂教育研究的重要领域。面向体育从业人员、青少年和不同社会人群，通过适应不同群体特点的教育方式开展反兴奋剂教育，具有一定知识普及价值，也有利于更好地传播“纯洁体育”理念和价值观。

（三）法治教育

在反兴奋剂法律规制不断健全完善的背景下，注重培养社会大众的法治意识，遵守体育法治的规范，建立诚信遵法职业档案；通过社会舆论监督，督促体育运动参加者自觉主动地反对兴奋剂的走私、非法经营和非法使用等违法活动，发挥着事前预警和事后监督的作用。例如，世界反兴奋剂机构和各国的反兴奋剂官方网站也会进行信息的披露，这对试图违规以攫取不法利益的越轨者形成了有效的震慑和警示作用，督促从业者自觉主动地摒弃使用兴奋剂的念头。

（四）实践教育

在拓展活动、知识讲座等基础上，反兴奋剂教育应遵循教育规律，研发推出形象认知（感知）、实地体验、直观感受的实践教育模式。不仅注重提升反兴奋剂教育的覆盖度，更重视反兴奋剂教育实际有效性。结合各级各类重大赛事和校园环境，推动反兴奋剂教育进赛场、进课堂、进学校，是反兴奋剂教育研究的新兴领域。

（五）智力教育

应借助互联网、共享平台、社交媒体和线下宣教，通过系列科普图片及短视频、案例辨析等形式，立体式地开发适合不同层次学习者的反兴奋剂教育课程。

目前，大数据和人工智能技术的蓬勃发展，在生命科学、城市管理、环境监测等领域应用的成功案例，为反兴奋剂教育工作开展提供了更广阔的思路。大数据和人工智能强大的信息采集、数据挖掘和分析能力，可对涉及运动员、运动项目的所有数据进行深度分析，充分挖掘情报信息内容，扩展情报信息的功用，为教育计划的制订、实施与评估提供更为深入、全面和有效的数据支持。

主要参考文献

陈志宇，2021. 构建中国特色反兴奋剂治理体系研究[J]. 体育科学，41(11)：3-9.

国家体育总局，2019. 反兴奋剂工作发展规划（2018-2022）[EB/OL].（2019-06-27）[2022-06-06] https://www.sport.gov.cn/n315/n330/c914659/content.html.

世界反兴奋剂机构，2021. 教育国际标准 2021-中英文对照版[EB/OL].（2021-01-01）[2022-06-06] https://www.chinada.cn/upload/files/2022/1/e4c1a4d704e9f03d.pdf.

中国反兴奋剂中心，2004. 反兴奋剂条例[EB/OL].（2004-03-01）[2022-06-06] https://www.chinada.cn/upload/files/2022/7/65e5a33f855ce995.pdf.

International Testing Agency，2022. The ITA publishes the first-ever NOC Anti-Doping Education Guidebook[EB/OL].（2022-02-11）[2022-06-06] https://ita.sport/noc-guidebook-beijing-2022.

World Anti-Doping Agency，2021. Guidelines for the 2021 International Standard for

Education (ISE)[EB/OL].(2021-01-01)[2022-01-26]https://www.wada-ama.org/sites/default/files/resources/files/guidelinesforeducation_final.pdf.

World Anti-Doping Agency, 2021. WADA releases new e-learning course for athletes and coaches heading to Beijing 2022 Paralympic Winter Games [EB/OL].(2021-11-12)[2022-06-06]. https://www.wada-ama.org/en/news/wada-releases-new-e-learning-course-athletes-and-coaches-heading-beijing-2022-paralympic.

附　录

第29届夏季奥林匹克运动会(2008年北京奥运会)

28个大项目

田径
Athletics

赛艇
Rowing

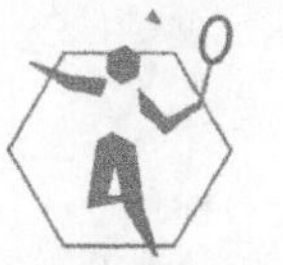

羽毛球
Badminton

垒球
Softball

篮球
Basketball

足球
Football

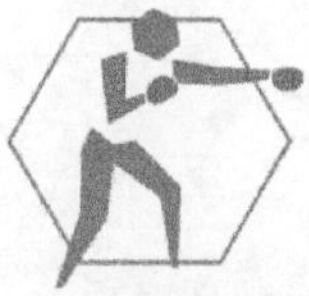

拳击
Boxing

皮划艇
Canoeing

自行车
Cycling

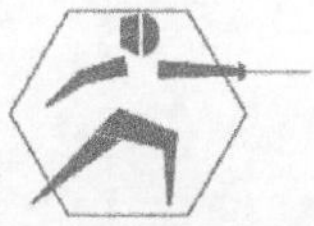

击剑
Fencing

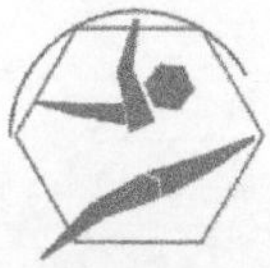

体操
Artistic
Gymnastics

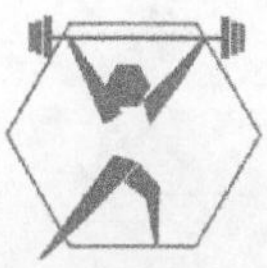

举重
Weightlifting

手球
Handball

曲棍球
Hockey

柔道
Judo

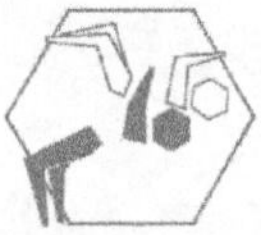

摔跤
Wrestling

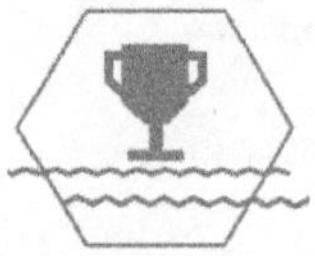

水上项目
Aquatics

现代五项
Modern Pentathlon

棒球
Baseball

马术
Equestrian

跆拳道
Taekwondo

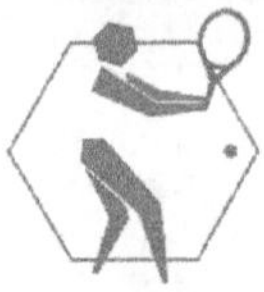

网球
Tennis

乒乓球
Table Tennis

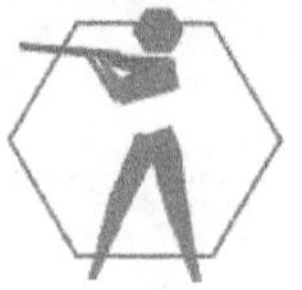

射击
Shooting

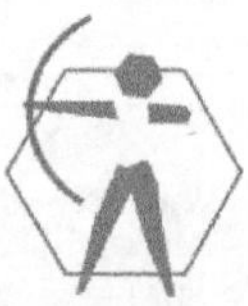

射箭
Archery

铁人三项
Triathlon

帆船帆板
Sailing

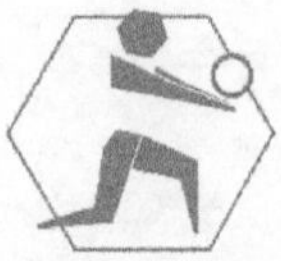

排球
Volleyball

第13届残疾人奥林匹克运动会(2008年北京残奥会) 20个大项目

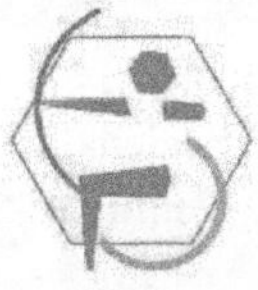

射箭
Archery

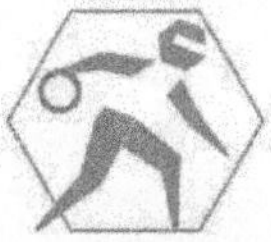

盲人门球
Goalball

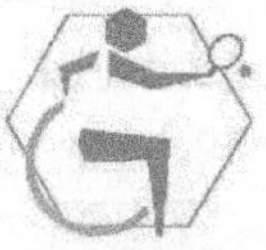

乒乓球
Table Tennis

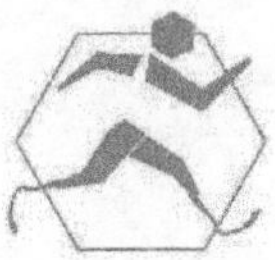

田径
Athletics

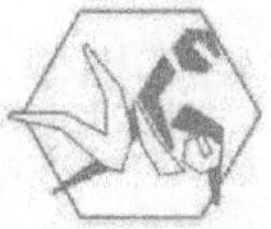

盲人柔道
Judo

坐式排球
Volleyball Sitting

硬地滚球
Boccia

举重
Powerlifting

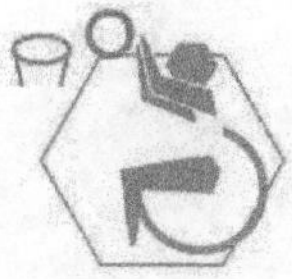

轮椅篮球
Wheelchair Basketball

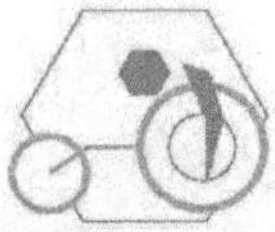

自行车
Cycling

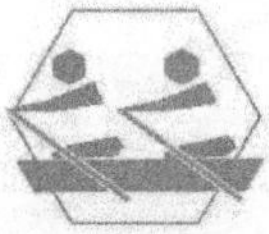

赛艇
Rowing

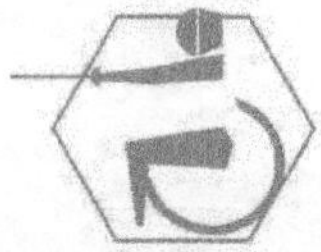

轮椅击剑
Wheelchair Fencing

马术
Equestrian

帆船
Sailing

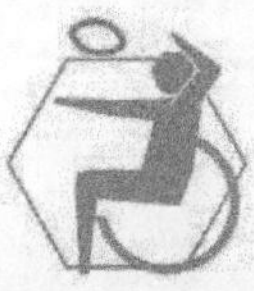

轮椅橄榄球
Wheelchair Rugby

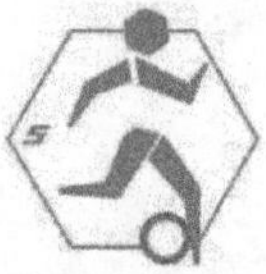

五人制足球
Football 5-a-side

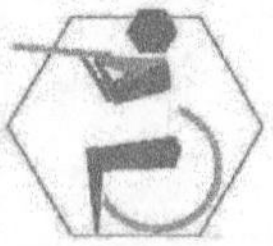

射击
Shooting

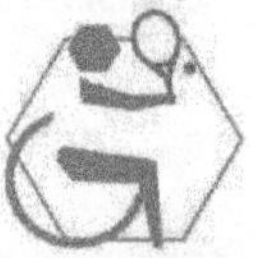

轮椅网球
Wheelchair
Tennis

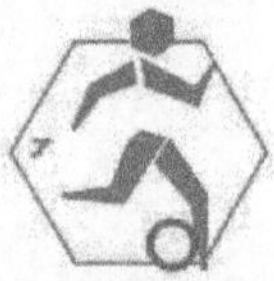

七人制足球
Football
7-a-side

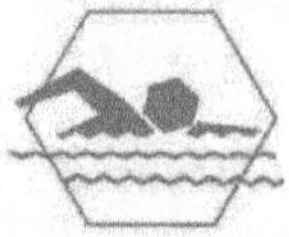

游泳
Swimming

第 24 届冬季奥林匹克运动会(2022 年北京冬奥会)
7 个大项目

滑雪
Skiing

滑冰
Skating

冰球
Ice Hockey

冰壶
Curling

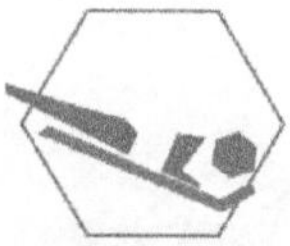

雪车
Bobsleigh

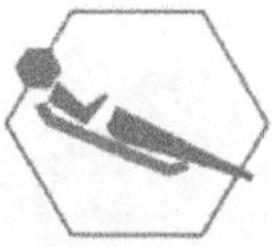

雪橇
Luge

冬季两项
Biathlon

第13届冬季残疾人奥林匹克运动会(2022年北京冬残奥会)6个大项目

残奥高山滑雪
Para Alpine Skiing

残奥冬季两项
Para Biathlon

残奥越野滑雪
Para Cross-Country Skiing

残奥单板滑雪
Para Snowboard

残奥冰球
Para Ice Hockey

轮椅冰壶
Wheelchair Curling